私たちの体は、食べたものでできています。
体によいものを食べれば健康を維持できますが、
悪いものを食べれば体調を崩して病気になります。

では、「悪い食べもの」とは、どういうものでしょうか？
意外に思われるかもしれませんが、
あなたが、「おいしい」といって、
毎日食べているものに、実は「悪い食べもの」があります。

それは「小麦」です！

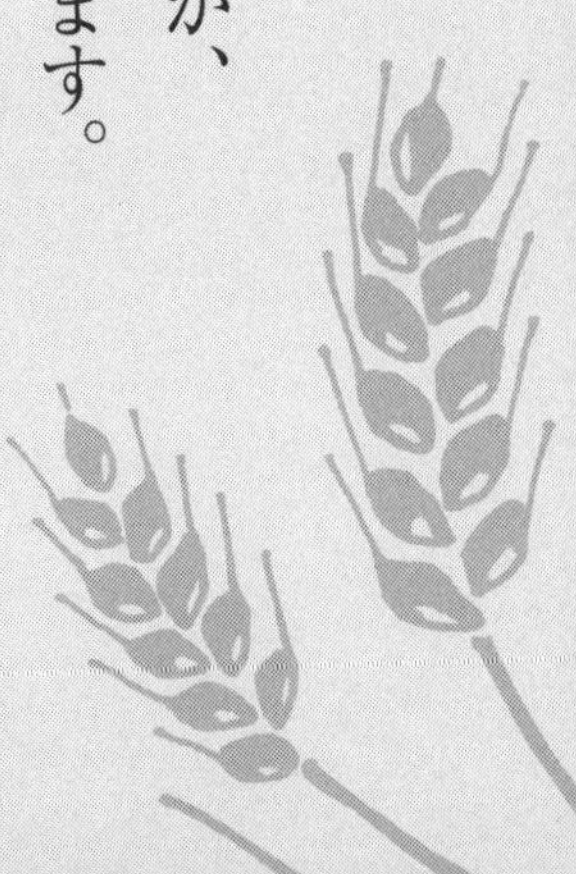

なかなか疲れが取れない。
いつも体がだるい。
頭痛や肩こりがある、関節が痛い。
腹痛や下痢、便秘を繰り返す。
食後に膨満感や胃もたれがある。
アトピー、ぜんそく、花粉症などのアレルギーがある。
肌荒れや乾燥肌に悩んでいる。
集中できない、イライラする。
生理不順や重い生理痛がある。

あなたは、**こんな体の不調に悩んでいませんか？**
実は、これらの症状で悩んでいた多くの人たちが、
たった**3週間、「脱小麦」生活を試しただけで症状が改善**しています。

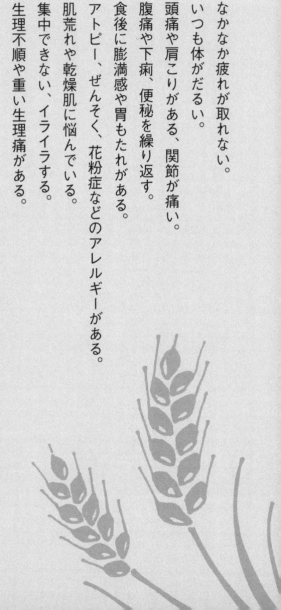

体調不良をお医者さんに話をしても、

「異常はありません」「ストレスでしょう」「加齢のせいですよ」

といわれたりしていませんか？

本当の原因は、そんなことではありません。**「小麦」のせいなのです。**

小麦のタンパク質「グルテン」は、
分解されにくいという特徴があるので、腸の中にとどまります。
さらに、腸の粘膜《ねんまく》に〝くさび〟のように入り込むので、
便としても出ないし、栄養としても吸収されません。
すると粘膜が炎症を起こし、体の不調や肥満などにつながるのです。
つまり、「グルテン」が原因で、**体のいたるところに「炎症」が起きます。**
腸で炎症が起き、やがて腸に穴があきます。
そして、腸内環境の悪化が**さまざまな体の不調を招きます。**

脳にも炎症が起きます。

集中力の低下、イライラやもの忘れ、認知症やADHD（注意欠陥多動性障害）を招く原因になります。

みなさんに知ってほしいことは、パンや麺などの**「小麦」を中心にした食生活が、健康に大きな影響をおよぼしている**という事実です。

巷《ちまた》には、さまざまな健康法があふれていますが、大切なのは新しいなにかをはじめることではなく、「悪いものをやめる」ことではないでしょうか？

「小麦」をやめる――。

たったこれだけで、原因不明と思われた多くの不調の改善に役立つでしょう。

まずは、あなたのいまの体調と疲れをチェックしましょう。

CHECK

あなたは大丈夫？
体の不調をチェックしよう！

- □ しつこい倦怠感がある
- □ 朝から元気が出なくてなかなか仕事に向かえない
- □ ちょっとしたことにイライラしてしまう
- □ 顔や手足がむくみやすい
- □ 肩や背中がこっている
- □ 昼食後（15～16時）によくぼんやりする
- □ 夜になると目が冴えて寝つけない
- □ 朝起きるのがつらくてなかなか起き上がれない
- □ お腹の調子があまりよくない（慢性的な便秘・下痢など）
- □ お腹まわりやお尻の脂肪が気になる
- □ 風邪がなかなか治らない。いつまでも咳が続いてしまう
- □ 肌荒れ（アトピー性皮膚炎）がひどい
- □ 生理不順がひどい
- □ 人名や昨日食べたものなどが思い出せない
- □ ネガティブな考えにとらわれてしまう

3つ以上チェックがついた人は、
いますぐ「小麦」をやめる食生活を強くおすすめします。

「小麦を食事から抜くなんて大変そう……」

そう思う人もいるかもしれません。

でも、実は「脱小麦」を続けるにはコツがあります。


【「脱小麦」を続けるコツ】

① まずは1週間、ならし運転で「脱小麦」生活を体験する
② 「小さい小麦」は無視。主食の「大きい小麦」だけをやめる
③ 好きな食べものは、あきらめずに「代用」する
④ 平日だけ「脱小麦」をして、休日は心のリセットに
⑤ 症状の変化を記録して、モチベーションを上げる

「脱小麦」のやり方はとても簡単です。

ふだんの食事から3週間、小麦を抜くだけ。

HOW TO DATSU-KOMUGI

「脱小麦」を続けるコツ

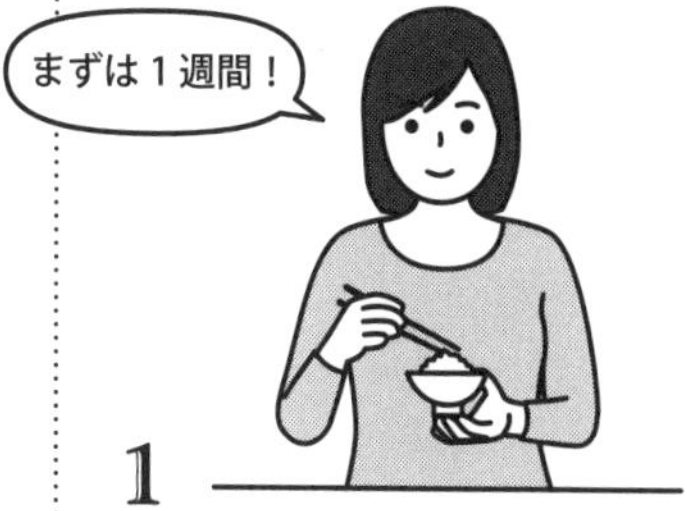
まずは１週間！

1

まずは1週間、ならし運転で
「脱小麦」生活を体験する

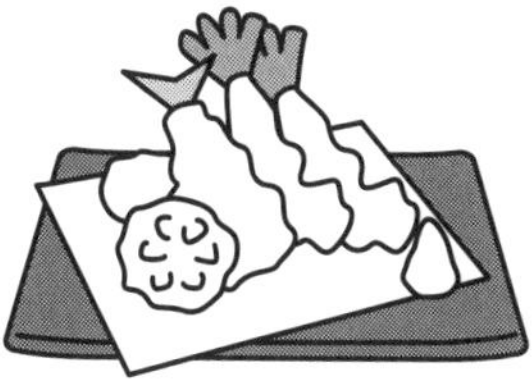

2

「小さい小麦」は無視。主食の
「大きい小麦」だけをやめる

3

好きな食べものは、
あきらめずに「代用」する

Spaghetti
グルテンフリー・小麦不使用

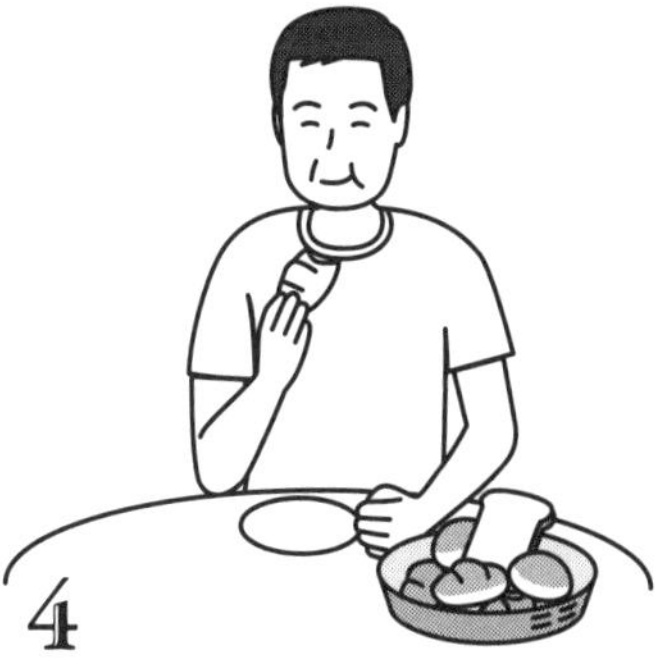

4

平日だけ「脱小麦」をして、
休日は心のリセットに

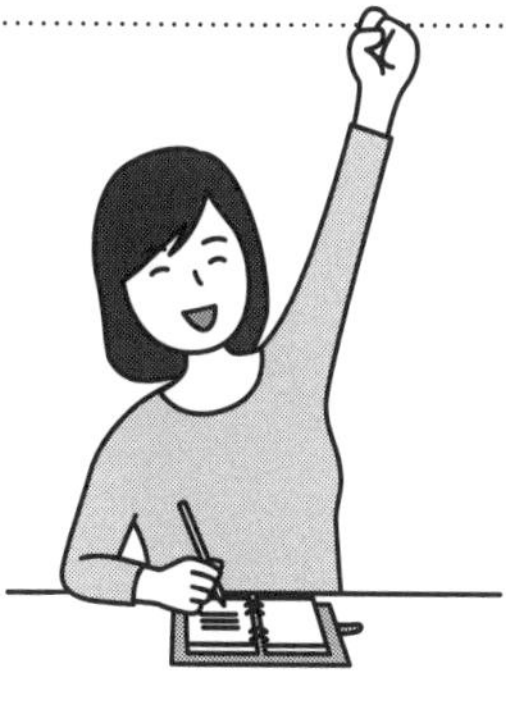

5

症状の変化を記録して、
モチベーションを上げる

小さい小麦は気にしません。「大きい小麦」を抜くだけで大丈夫です。
もし、つらければ、１週間だけ小麦を抜く、「ならし運転」ではじめましょう。
平日だけ小麦を抜いて、休日はリラックスするはじめ方でもいいでしょう。

大切なのは、無理をすることなく続けていくこと。
続けるうちに、あれほどしつこかった不快症状が改善されて、
体調がどんどんよくなっていくはずです。

さあ、いますぐ、
「脱小麦」生活を実践しましょう！

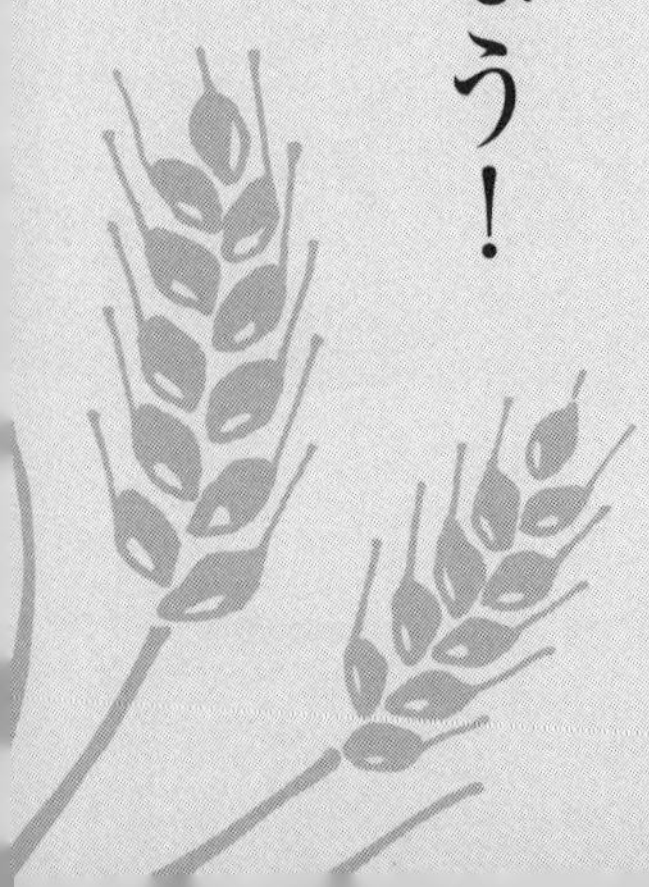

第1章 なぜ「小麦」はこんなに体に悪いのか

第2章 「脱小麦」生活で健康になろう！

第3章

体の不調の原因のほとんどは「小麦」だった!?

第4章

なぜ、脳の不調の原因も小麦なのか?

第5章 「脱小麦」で人生が変わった！

はじめに

「脱小麦」こそ最強の健康法である

原因不明の疲れ、それはほとんど小麦のせいだった！

あなたはいま、原因不明のしつこい疲れや、重くてだるい疲労感を抱えていませんか？

「若いころと比べて、毎朝起きるのがつらくなった」
「午後になると急に体がだるくなって眠くなる」
「食べるとすぐにお腹が張って体が重い」

そんな人がいまとても増えています。

また、**慢性的な便秘や下痢に悩まされたり、首や肩のこりがいつまでも取れなかったり、頭痛や腰痛、関節痛が続いたり……。ひどい肌荒れになることもあれば、女性なら、生理不順や重い生理痛**に苦しんでいる人も多いことでしょう。

ほかにも、**ストレスに対処できなくて気分がイライラしたり、頭がぼーっとして集中力が続かなくなったりする**ことがあるかもしれません。

そういえば、最近**もの忘れがひどくて、記憶力も弱くなった**ような気も……。

もちろん、それらの不快な症状の原因はさまざまです。

加齢にともなって、自然と体調が変化していることもあれば、これほど目まぐるしく変化する時代ですから、ときにストレスがたまることもあるでしょう。

とくに、２０１９年末に発生した新型コロナウイルスの感染拡大の余波は、いまも多くの場所で影響をおよぼしています。

体はなんとか大丈夫だったとしても、心にストレスやダメージを受けた方も多いはずです。ただ、そんな不快な症状が気になって病院へ行っても、「とくに大きな異常はないですよ」といわれる人がほとんど。

「お医者さんは大丈夫といっているし、気にしすぎることもないかな」

そうして日々の不快感を、なんとなくやり過ごしている人がたくさんいます。

でも、**あなたのその不快な症状の原因が、実はあなたが毎日食べている「小麦」にある**と知ったら、どうでしょうか?

毎朝食べている食パンや、昼ごはんに食べるうどん、パスタ、そばなどの麺類。間食に食べる菓子パンやスナック類。そして、夕食によく並ぶカレーやシチュー、ピザや餃子……。

こんなごくありきたりのふだんの食事に、不快な症状の根本的な原因があるとなると、ちょっと驚きの事実ではないでしょうか。

ほとんどの体の不調の原因は小麦にある

小麦にはもうひとつ大きな問題があります。

それは、小麦には、グルテンを構成するタンパク質のひとつ「グリアジン」が含まれていることです。このグリアジンは、小麦アレルギーなどを引き起こす物質として知られていますが、実は相当なやっかいもの。

というのも、体の中には健康にとって重要な働きをする物質がたくさんありますが、グリアジンと構造が似た物質もあり、体のいたるところでエラーや炎症を引き起こしてしまうのです。

いま、「炎症」と書きました。

実は、あらゆる体の不調は、各部位が「炎症」することが原因で起こります。

それこそ、腸が炎症すれば下痢や便秘になるし、脳や神経が炎症すれば認知症の原因となります。

つまり、体内に炎症を引き起こす食べものこそが小麦なのです。

あなたの食事は小麦の摂取許容量を超えている

「でも、私は小麦アレルギーがないから大丈夫」

そう思って、毎日小麦を食べている人はたくさんいます。

いわゆる「小麦アレルギー」は、小麦を摂取すると、体の各所で敏感なアレルギー反応を起こす症状で、たしかにあてはまる人は多くはないかもしれません。

しかし、私は「グルテン不《ふ》耐症《たいしょう》」の人は、日本にはたくさんいるのではないかと見ています。

この症状は、小麦の消化・吸収がうまくいかず、体の中に炎症を引き起こしやすくなる症状のことです。

生まれつきの遺伝的な要素も関係していますが、それよりも、**小麦をたくさん摂りすぎているために、グルテンに敏感になってしまう人がたくさんいる**のが現状です。

要するに、体が許容できる範囲を超えた小麦を、知らず知らずのうちに食べてしまっているわけです。

小麦はこんなに恐ろしい！

私がクリニックで「脱小麦」の食事法を含めて治療しているのは、先に書いた「グルテン不耐症」の人を対象にしています。

もちろん、わざわざ来院されるわけですから、患者さんは、自分がグルテンに敏感な体質だと、自覚している人もいます。

でも、それはほんの一部の人。それ以外のほとんどの患者さんは、自分がグルテンに敏感だなんて、これまで考えたこともない人ばかりです。

来院される患者さんは、長年にわたって漠然とした不快症状を抱えていて、やがてそれに耐え続けるのがつらくなってきた人たちです。

患者さんの多くは、まず**お腹がよく痛くなることや、便秘、下痢気味であること、吐き気があるといった消化器系の症状**を訴えます。

また、グルテンは、**頭痛や湿疹《しっしん》、不眠、しつこい疲労感などの全身性の症状**を引き起こしやすく、これが進んでいくと、**イライラやうつ症状といったメンタルに関する症状**も出やすくなります。

最近では、**ＡＤＨＤ（注意欠陥多動性障害）や、子どもの学習障害のような症状**

もよく見られるようになりました。

でも、そんな症状に長年悩まされてきた人が、私のクリニックで特別な医学的治療を施さなくても、多岐にわたる症状が驚くほど楽になっていきます。

いったいどんなことをしたのでしょうか？


食事から小麦を抜いただけです。


そうして、あきらめかけていた本来の自分の健康な体を取り戻し、まったく新しい人生を手に入れた人を、これまでたくさん見てきました。

お気づきでしょうか？

いま私は「取り戻す」と書きました。

そう、**多くの人の体は、もともと健康でした。**

もちろん、特定の原因があって持病の治療を続けている患者さんはいます。その人たちは、引き続き治療を継続し、病気と戦う、あるいはうまく付き合っていかなければなりません。

一方、いま原因不明のなんらかの不快症状に悩まされている人は、実は、ただ「余計なこと」をしているだけなのです。

体にとって「余計なこと」さえやめれば、健康な体を「取り戻す」ことは可能です。

小麦の恐ろしさが語られない日本

体にとって「余計なこと」にもいろいろあります。

よくいわれるように、不規則な生活や運動不足、また化学物質をはじめとする環境的要因も挙げられます。

しかし、私はその「余計なこと」の最たるものが、食生活の乱れだと考えています。

そして、繰り返しですが、**私たちが毎日食事で頻繁に食べている「小麦」にこそ、最大の原因がある**と考えているのです。

そんな小麦の恐ろしさが、これまでなぜ声高に語られてこなかったのでしょうか？

「脱小麦ってダイエット法でしょう？」

そんな人もたくさんいます。もちろん、それは間違いではありません。

小麦をやめることは、たしかにダイエットや、むくみの解消にも効果があります。これについては、のちに紹介しましょう。

一介の医師である私は、自らの体験をもって「脱小麦」外来を開院し、「脱小麦」の大切さを訴える本を何冊も書いています。なぜなら、残念ながら、日本ではまだまだ小麦の恐ろしさについて広く認知されているとはいえない現状があるからです。

小麦はよくないと気づきはじめた欧米人

しかし、大変興味深いことに、**欧米人のほうが小麦は体によくないと気づきはじめています。**

「欧米人はパン食でしょう？　それでも平気なの？」

「欧米人は日本人より、もともと小麦に強いのでは？」

そう思われるかもしれません。

でも、小麦が体によくないにもかかわらず、すべての欧米人が習慣で食べているわけではありません。

実は、日常生活のレベルでも、欧米にはグルテンフリーの食品がたくさん販売されており、簡単に手に入れることができます。それこそ、パン屋ではグルテンフリーか、グルテンインかを自分で選ぶことができ、ピザ屋でも、生地の厚さと同じ感覚で、グルテンフリーの生地を選べるのです。

また、近年では、グルテンフリーを含む食事の改善によって、世界最強のテニスプレイヤーとなったノバク・ジョコビッチ選手をはじめ、アスリートや著名人が「脱小麦」を実践し、その成果を広めていることも影響しているでしょう。

ちなみに、欧米人の「グルテン過敏症」についての研究論文はたくさん発表されています。

また、アメリカでは、グルテンに関する「自己免疫疾患（※）」の検査が気軽にできるため、自分が小麦を食べると体にどんな反応が現れるのか、簡単にわかるようになりました。

※　自身の体内の細胞を異物と認識して、自己抗体やリンパ球がつくられ、自身の細胞を攻撃することで引き起こされる組織の障害や病変

こうして、これまで小麦を食べていた人がずっと放置していた症状が広く知られるようになって、いま小麦をやめる人が増えているのです。

つまり、むかしから慢性疲労の人もいるし、免疫疾患の人もいるし、うつ症状を抱えている人もいて、みんな一緒にされていたところ、グルテンの検査ができるようになったことで、「グルテン過敏症」という病名が付いたわけです。

要するに、「小麦は体によくない」という事実に、最近になって欧米人は気づきました。欧米人だからといって、小麦に強いわけではないのです。

そして、皮肉なことに……**日本人はもともと小麦をたくさん食べる食習慣がなかったのに、ある時期から猛烈に食べるようになり、逆に欧米では小麦を食べるのをやめはじめている。**

それこそが、現状です。

日本人は、パンやうどんやパスタが大好きで、週に何度もラーメンを食べる人もいます。

また、たびたびスイーツブームが起きますが、スイーツはほとんど小麦と砂糖と「カゼイン」（乳製品に多く含まれるタンパク質）だけでできています。

そして、女性の場合、小麦とカゼインを摂りすぎることで、「月経前症候群（PMS）」や月経困難症などになる人が、いまとても増えています。

3週間の「脱小麦」で体の不調がみるみる改善する

私のクリニックでは、まず患者さんに、大人なら3週間の「脱小麦」を実践してもらっています。

なぜ、3週間も小麦を抜く必要があるかというと、まさに私の夫のように、**大**

人の場合、小麦のせいだと気づかずに長いあいだ不快症状を抱えているため、子どもに比べてその症状が改善しにくい傾向があるからです（「おわりに」でくわしく触れています）。

逆に、子どもの場合は、さすがに1、2日では効果は出ませんが、1週間でもやってみる価値はあります。

私の息子と娘も、いまは小麦を食べずに生活しています。

とくに激しい小麦アレルギーがあるわけではないので、給食などはふつうに食べて、家の食事や旅行などの外食だけ注意しています。

学校によって対応は異なりますが、最近は子どものアレルギーについての意識が高まっているので、小麦に敏感な場合は、給食や課外活動でのメニューを替えてもらうことを、申し出てみるのもいいでしょう。

また、子どもはパンが大好き。私のクリニックにも、「この子から小麦を抜いたら食べるものがありません……！」と訴える患者さんがたくさんいます。

でも、クリニックに来る体の調子が悪い患者さんには、子どもも含めて、まず食事から小麦を抜いてもらっています。

最初は、ずっと習慣のように食べていた小麦を抜くのは大変かもしれません。

それでも、3週間小麦を抜いたあとの患者さんの姿は、私が「脱小麦」を推奨する、すべての理由を物語っているようです。


小麦を抜くだけで、みなさん驚くほど体調が改善しています。


そして、自分本来の健康な体を「取り戻す」ことができて、まったく新しい人生を歩まれています。

第1章では、より医学的な観点から、小麦が持つ恐ろしさを説明します。

第1章

なぜ「小麦」はこんなに体に悪いのか

「小麦」が体内に炎症を引き起こしている

小麦によって「がんばれない体」になる

いま多くの人が、原因不明のしつこい疲れや、不快な症状を抱えて生きています。

まず、「はじめに」で触れたような症状は、ほぼ体内の炎症によって引き起こされています。そのため、「炎症をいかにコントロールするか」が、長生きするためにも大切なことになります。

そして、体内に炎症を引き起こすのが、まさに「小麦」です。

わかりやすい例をあげると、「咳が続いて止まらない」といった、軽い感染症を患っているとしましょう。

でも、感染症はすぐに消えるものではありません。体の中でしばらくボヤのように炎症が続いたあとで、ゆっくりと症状が消えていくものです。

でも、**そんなボヤが起きている状態のままで毎日小麦を食べているのは……いわば、毎日せっせと火に油を注いでいるようなもの。**

なぜなら、先にも書いた、小麦に含まれるタンパク質のひとつ「グリアジン」が、体のいたるところでエラーや炎症を引き起こしてしまうからです。

そうして、ただでさえ咳が止まらなくて疲れているのに、小麦を食べ続けて、ますます「がんばれない体」になっているのです。

「がんばれない体」の人は99％腸に問題がある

「がんばれない体」になってしまうのは、まるで火に油を注ぐように、毎日小麦

を食べているから。

小麦によって体内のいろいろな部位で炎症が起こり、その炎症を鎮《しず》めるために、後述する「副腎《ふくじん》」という臓器から、「コルチゾール」と呼ばれるホルモンが大量に分泌されることがおもな原因です。

そして、慢性的な下痢や重い便秘のようなはっきりした自覚症状がある人だけでなく、毎日の生活で排便などにとくに問題を感じていない人でも、隠れた症状を抱えている場合があります。

それが、小腸の炎症です。

小腸が炎症を起こすと、まず食物からの栄養素、なかでもタンパク質を吸収しにくくなります。

すると、体はタンパク質でできているため、太りやすくなったり、肌が荒れたり、イライラしたりといったさまざまな症状が現れます。

もちろん、納豆やヨーグルトなどの発酵食品や食物繊維を積極的に食べて、腸内環境を健康な状態に整えようとしている人はたくさんいると思います。

発酵食品や食物繊維が体にいいのは、たしかなこと。でも、もともと小麦によって小腸に炎症があり腸内環境が乱れていれば、そもそも栄養素自体を吸収できません。

つまり、いくら食生活を改善してもあまり意味がないのです。

「健康的な食べものをたくさん食べればいい」
「野菜を毎日食べているから腸は大丈夫なはず」
そう思っている人ほど、自分の小腸の状態を過信して、自覚していない場合がとても多く見られます。

「がんばれない体」になっている人は、99%腸に問題を抱えています。

どんな健康法を試すよりも、まず「腸の炎症を取り除く」ことが大切な理由はここにあります。

小麦を食べると腸内で「カンジダ菌」が増殖する

毎日小麦を食べ続けていると、腸はどんな状態になってしまうのでしょう？

小麦に含まれるタンパク質「グリアジン」のほかにも原因があるので、順を追って説明します。

まず、**小麦をたくさん食べていると、腸にカビの一種である「カンジダ」が増殖します。**

もともと腸には、善玉菌や悪玉菌と呼ばれる腸内細菌があるのはよく知られていますが、このカンジダは常在菌と呼ばれるもので、腸内に存在していてもとくに問題はありません。

ただし、このカンジダの養分になるのが小麦です。

つまり、小麦をたくさん食べるなどして食生活が偏ったり、乱れたりすると、腸内のカンジダが増殖してしまうことになります。また、腸内環境のバランスが乱れると、悪玉菌が増えて、さらにカンジダが増えていきます。

すると、体はどのように反応するか——。

「これはいけない！」と体の免疫機能が働いて、いっせいにカンジダをやっつけようとします。

もちろん、こうした免疫の働き自体はいいのですが、**増殖したカンジダを激しく攻撃していると、腸内の粘膜まで傷つけてしまうのです。**

こうして、結果的に腸の栄養吸収をさまたげてしまい、下痢や便秘の原因になるというわけです。

小麦を食べ続けると、
やがて腸壁に穴があく!?

腸壁に穴があく「腸もれ」で腸内環境が劣悪に

みなさんは、「リーキーガット」という言葉を聞いたことがありますか？

英語でガットは「腸」、リーキーは「もれる」を意味します。

つまり、日本語に訳すと「腸もれ」。

最近では、英語の情報だけでなく、日本語でも「リーキーガット症候群」とインターネットで検索すれば、多くの情報が得られる状況になってきました。

「腸もれ」とは、腸の粘膜の細胞が傷ついて炎症を起こし、その細胞に隙間ができることで、腸壁《ちょうへき》にごく微細な穴があいたような状態を指します。

微細といえども、隙間は隙間。腸壁に隙間ができると、そこから腸内にいる細菌や毒素、未消化の食べものなどがどんどん「もれ出て」しまうのです。

本来は、腸の細胞と細胞のあいだはしっかりと閉じられており、この状態を「タイトジャンクション」といいます。

ただ、そもそも人間は食べものから必要な栄養素を吸収しなければならないので、腸壁の細胞と細胞のあいだは開くようにできています。しっかりと栄養を吸収できるように、細胞と細胞のあいだをオープンにする働きが備わっているのです。

そして、この腸壁の細胞と細胞のつなぎ目の部分をオープンにするのが、「ゾヌリン」と呼ばれる物質。ゾヌリンは、小麦を食べたときに、グルテンを構成するグリアジンによって分泌されます。

ゾヌリンが分泌されると、細胞と細胞のあいだが開いて、食べもの（栄養素）の吸収がよくなるため、本来はとても重要な働きを持つ物質です。

しかし、ここで小麦が問題を引き起こします。

小麦を毎日食べていると、ゾヌリンが大量に分泌され、腸の細胞と細胞のあいだが開きっぱなしになってしまうのです。

小麦に含まれるグリアジンは、体のいたるところでエラーや炎症を引き起こす「やっかいもの」だと先に書きました。

このグリアジンが腸壁の細胞に結合して刺激し、ゾヌリンを分泌し続けるのです。

すると、どうなるでしょうか？

まるで鍵をかけずにドアが開けっぱなしの家みたいに、悪い泥棒がそこから次々と入ってきてしまうような状態になります。

つまり、本来ならタイトジャンクションで守られているのに、**細胞のあいだが**

開きっぱなしのため、毒素や未消化の食べものまで入ってきてしまうのです。

そうして炎症が起きると、ますます腸内環境が乱れて、しかも乱れの原因となる毒素を、どんどん体内に取り込んでしまう悪循環になっていきます。

これが恐ろしい、「腸もれ症候群」です。

そして、それはまさに、毎日食べている小麦によって引き起こされているのです。

あらゆる体の不調の原因になる「腸もれ」はこうして起きる!

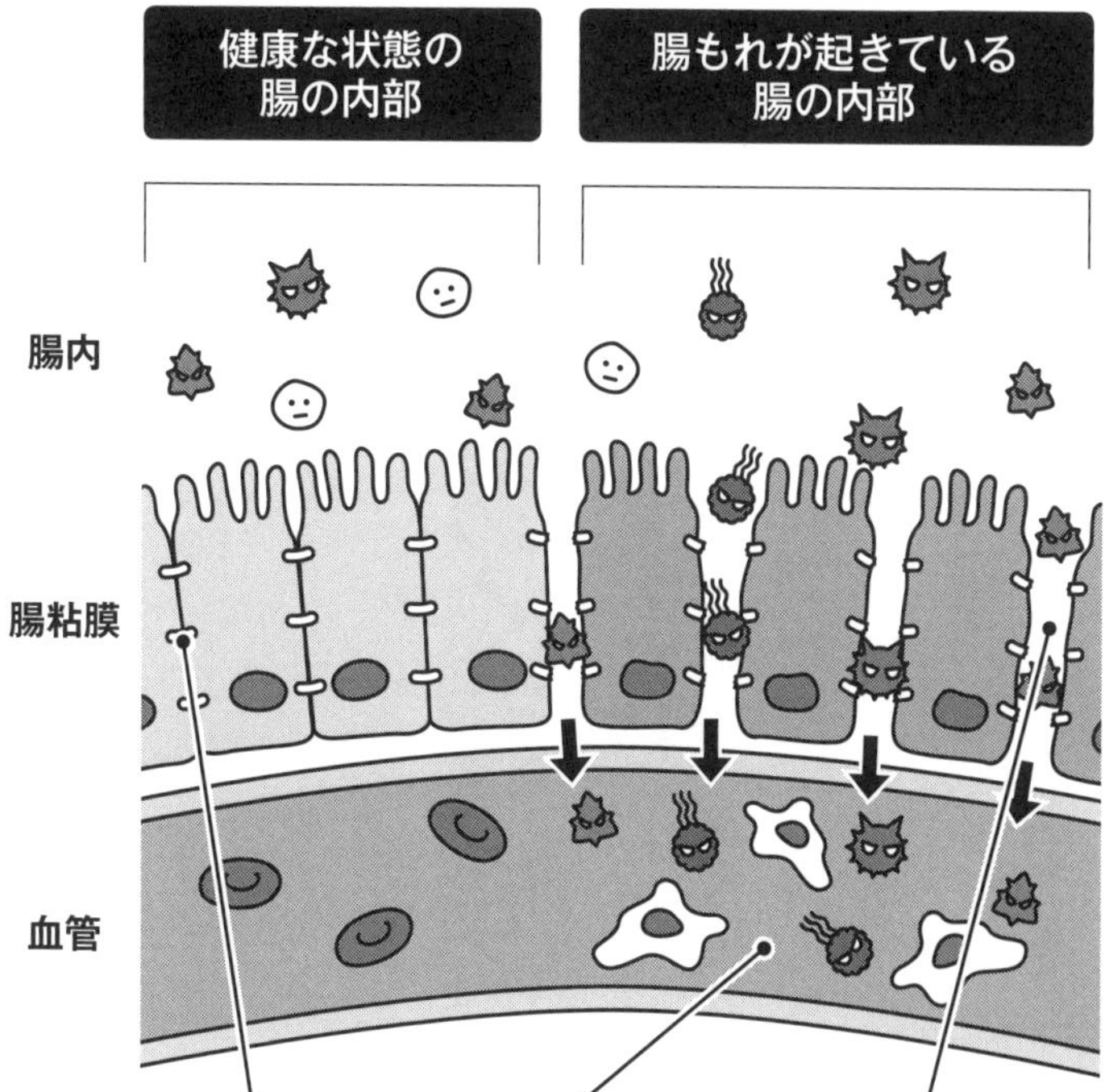

【タイトジャンクション】

細菌や毒素など不要なものが入らないようになっている。健康な腸は、「タイトジャンクション」により腸の細胞と細胞のあいだがしっかりと閉じられている

【腸もれ】

小麦を食べ続けると、腸粘膜の細胞が傷つき炎症を起こし、隙間ができてしまう。これを「腸もれ」という

細菌や毒素、未消化の食べものなどが臓器や血管へ移行して、炎症や食物アレルギーの引き金となる

腸壁に穴があく「腸もれ」を発端に、体のあらゆる部位が炎症する

「腸もれ」によって免疫システムが暴走

朝はパン、昼はパスタ、夜はシチューといった食事を続けていると、小麦に含まれるグリアジンが腸壁の細胞に結合して、ゾヌリンが分泌され、腸壁の細胞が開きっぱなしになります。

そして、異物が体にたくさん入ってきて、炎症が起きてしまう。

すると、「これは大変だ!」と免疫システムが働いて「抗体」(※)がつくられ、この抗体が異物を攻撃しはじめます。

もちろん、このとき免疫機能が働くことは、とても大切な体の機能。

でも、**開きっぱなしのドアから次々と入ってくる毒素や異物と戦っていると、過剰な攻撃となって、まわりの腸壁の細胞まで傷つけてしまうのです。**

その結果、炎症がますます増えてしまって、アレルギー反応などを引き起こしながら、体を疲労させていきます。

しかも、**小麦は腸にカビの一種である「カンジダ」を増殖させるため、免疫機能はこれに対しても攻撃しなければなりません。**

結果、ますます腸内の粘膜を傷つけてしまって、炎症がひどくなり、副腎疲労のステージが悪化に向けて進んでしまうわけです。

※抗原《こうげん》の侵入を受けた生体がその刺激によって合成するタンパク質の総称

「腸もれ」になると毒素が全身へまわる！

「腸もれ症候群」が恐ろしいのは、その悪影響が腸にとどまらない点にあります。なぜなら、**小麦を食べることで、ゾヌリンが血管を通じて体の中に入っていくと、体内にある、あらゆる細胞と細胞のつながりのある部位を開きやすくしてしまう**からです。

第4章でくわしく説明しますが、ゾヌリンは血流に乗って脳にいたる場合があります。

すると、脳には「血液脳関門《のうかんもん》」といわれる、脳の血管に不必要なものを入れないためのバリアがあるのですが、その血液脳関門のつなぎ目にもゾヌリンが作用して、その関門を開きやすくしてしまうのです。

そして、「脳もれ」といわれる状態になります。

小麦を食べ続けていると、「腸もれ」が「脳もれ」へと広がっていく状態を招きます。

また、その過程で、**体のあらゆる部分に「もれ」を起こす状態になってしまうことも。**

たとえば、皮膚に「もれ」が起これば、皮膚はつねに炎症を引き起こし、アトピー性皮膚炎などになります。これは、「リーキースキン」と呼ばれます。

そして、体内の臓器は血管によってつながっているため、臓器そのものが「もれ」る状態になる場合もたくさんあるのです。

これらは「リーキーオーガン」（オーガンは臓器の意）と呼ばれ、それこそ肺を専門とする医師のなかには、「リーキーラング」（ラングは肺の意）と呼ぶ人もいます。

ちなみに、私がアメリカで学んだ経験をもとに、「腸もれ症候群」に警鐘を鳴らしたとき、日本ではまだ研究が進んでおらず、多方面から「そんな病気はない」と否定されました。

しかし、現在では、専門の学会誌にはっきりと「リーキーガット症候群」と病名が出ており、ようやく広く認知されるようになってきました。

小麦を食べていると、がんになるリスクが高まる

小麦そのものがアレルギーになる

小麦を食べると、腸に炎症を引き起こす――。
その理由は、腸内環境が悪くなって、悪玉菌が住みやすい環境になるからです。
また、それによって、結果的に「腸もれ」を引き起こしていきます。
加えて、もうひとつ小麦の見逃せない悪影響があります。

それは、小麦自体がアレルギー反応を引き起こすこと。

「抗原（アレルギーを起こす原因）」にはいくつか種類がありますが、小麦は「食事性抗原」に該当します。

つねに**小麦を食べ続けていると、小麦に対する慢性的なアレルギー反応を引き**

起こすことがあるのです。

もちろん、アレルギーがあれば、体には免疫機能が働き、「抗体」をつくって攻撃をはじめます。

そして、過剰な免疫反応こそが、またアレルギーをひどくする原因になっていくというロジックです。

小麦を抜かなければ自分の症状に気づけない

少し専門的な話になりますが、「はじめに」で触れた**「グルテン不耐症」は、いわゆる「小麦アレルギー」とはちがいます。**小麦アレルギーは、小麦を摂取すると体の各所で敏感なアレルギー反応を起こす症状です。

また、「自己免疫疾患」ともちがいます。たとえば、自己免疫疾患のなかには、小麦（グルテン）によって、腹痛や下痢や便秘、貧血や疲労感など、多岐にわたる症状を引き起こす「セリアック病」があります。もともと遺伝的に小麦が合わない人がいるのです。

実は、日本では、「グルテン不耐症」の診断基準が、臨床実験などが少ないために、かなりおおまかな診断基準になっています。このことが、小麦の恐ろしさが広く語られない一因として考えられます。

ようやく「グルテン不耐症」という診断名自体は少しずつ知られるようになってきましたが、「グルテン過敏症」というい方もあり、ざっくりとひとまとめにされている状況なのです。

本書では、小麦アレルギーでもセリアック病でもないのに、たとえばセリアック病に見られるような症状が出る場合を扱います。

つまり、毎日のように小麦を食べることで、**体にさまざまな不調が現れており、「小麦を抜いてみないと自分の症状に気づけない」という状態**です。

小麦はがんのリスクも高める

小麦を食べていると、がんのような重病になるリスクも高まります。なぜなら、**がんもまた炎症のひとつ**といわれているからです。

現在では、先述したセリアック病の患者さんが小麦を食べると、がんのリスクを高めるとする論文は発表されています。

ただ、がんと小麦との直接の関連については、統計調査や研究が進んでいません。そのため、「小麦を食べるとがんになりやすくなる」といい切ることはできないのが現実です。

しかし、「炎症」としてとらえるなら、小麦と炎症との関連性についての論文はたくさん発表されています。

そして、体の各部位に炎症があることが、がんの発症にとっていいか悪いかといえば、誰しもがよくないと考えるのはあきらかでしょう。

具体的に、小麦ががんに対してどのように影響しているかはまだわかりません。

でも、おおまかないい方をすれば、**「がんになりやすい環境をつくる」という意味では、がんのリスクを高めるのは間違いありません。**

副腎が疲労すると、万病の元である「炎症」が起きる

あなたの体は、なぜ炎症だらけ?

あらゆる体の不調は、各部位が「炎症」することが原因だと書きました。腸が炎症すれば下痢や便秘になるし、肩こりや肌荒れ、更年期障害まで、すべての症状は、体内のどこかの部位の炎症によって引き起こされています。

また、集中力がなくなってイライラしたり、もの忘れがひどくなったりする精神的な症状についても、脳や神経が炎症しているために起こります。

炎症は、万病の元です。

そして、体内の炎症には、小麦を食べることが密接に関わっています。

では、そんな各部位の炎症を、人間の体はどのように抑えているのでしょうか。

まず、これらの炎症を抑えているのが、体内にあるホルモンです。

なかでも、**「副腎」と呼ばれる臓器から分泌される「コルチゾール」**が対処しています。

副腎は、一般的にはあまり知られていない臓器だと思います。副腎が体のどこにあるかを知っている人は、ほとんどいないのではないでしょうか。

でも実は、**副腎がなければ人間は生きていくことができないほど、とても重要な臓器**のひとつ。

その場所は、体の背面に左右一対で向き合っている腎臓の上にあります。

腎臓の上に、同じく左右一対でのっている小さな臓器が副腎なのです。

小さくても大活躍！
副腎の位置と副腎の働き

コルチゾール、アルドステロン、DHEAなどを生産

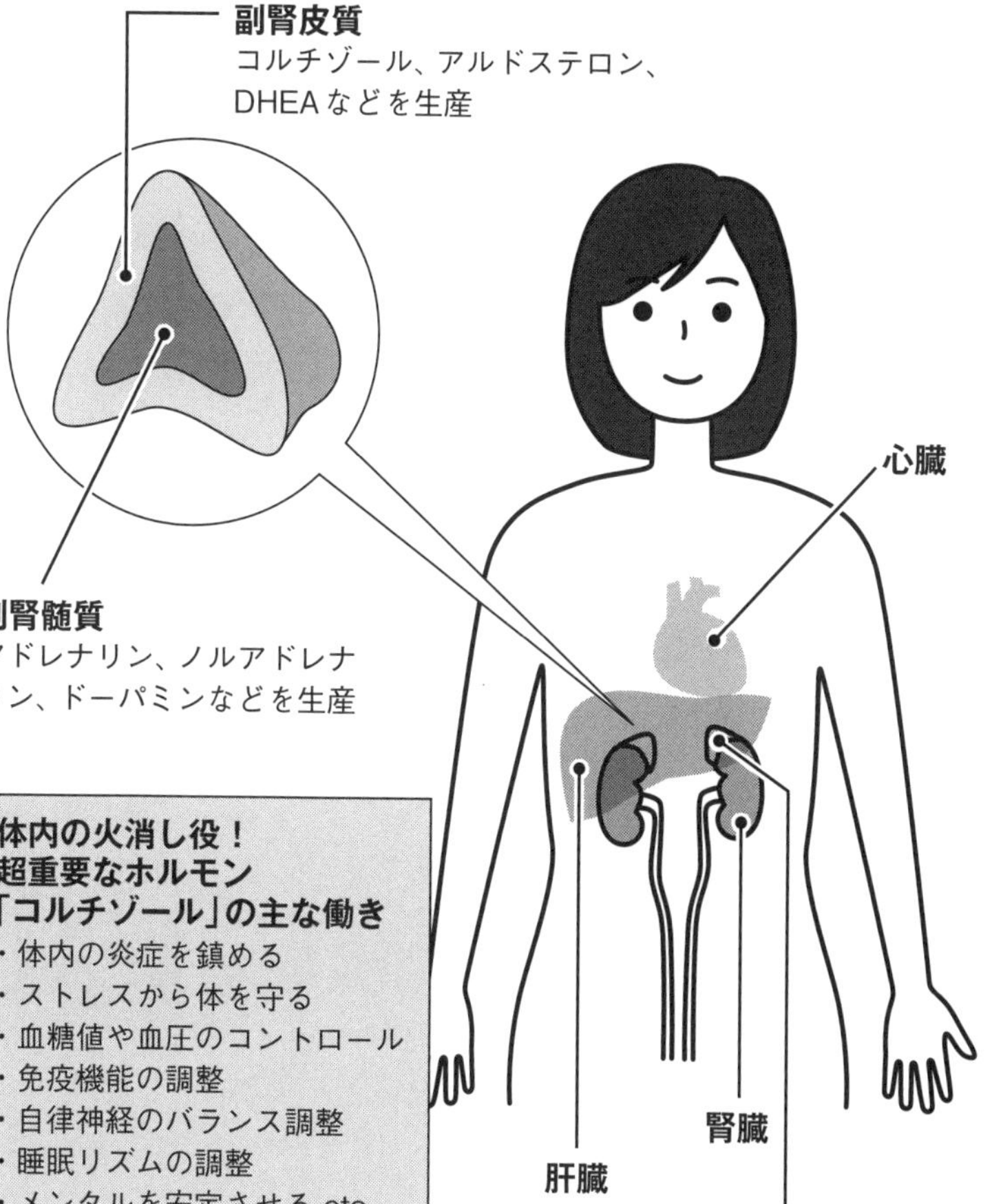
副腎
肝臓の裏側に位置し、体の背面に左右一対で向き合う腎臓の上にのるようにしてある

体内の火消し役！
超重要なホルモン
「コルチゾール」の主な働き

・体内の炎症を鎮める
・ストレスから体を守る
・血糖値や血圧のコントロール
・免疫機能の調整
・自律神経のバランス調整
・睡眠リズムの調整
・メンタルを安定させる etc.

副腎はとても小さな臓器なのに、50種類以上のホルモンを多く分泌し、炎症を抑えてくれるすごい臓器！

体のほとんどの炎症に「副腎」が関係している

副腎は、ストレスに対処するために50種類以上ものホルモンをつくり出しています。

そして、このホルモンのひとつが先に書いたコルチゾールです。

コルチゾールは、体内の炎症を鎮めるほかにも、血糖値や血圧のコントロール、免疫機能の調整、自律神経（交感神経と副交感神経）のバランス調整、睡眠リズムの調整、メンタルを安定させる働きなど、人間の体にとってとても重要な機能を果たしています。

いわば、コルチゾールは体内の「火消し役」。

「～炎」というように、体の中の炎症と名が付くものに、コルチゾールが火消しとして関与しています。

たとえば、アトピー性皮膚炎なら、皮膚「炎」。その炎症を抑えるために、病院へ行くと、多くの場合、体のさまざまな炎症を鎮める「ステロイド（副腎皮質）ホルモン」の外用剤が処方されるでしょう。

副腎皮質は、副腎の外側の皮のような部分のことで、ここでコルチゾールの一種である糖質コルチコイドが分泌されます。でも、その分だけでは炎症を抑えられないので、皮膚が炎症を起こすわけです。そこで、ステロイド剤が処方されます。

同じように、喘息性気管支炎も、気管支「炎」。

体内の火消し役であるコルチゾールが不足して炎症が起きているので、不足分は、体外から吸入ステロイド剤の治療をせざるを得ないわけです。

ちなみに、ステロイド剤については、よく「副作用が強い」「離脱症状が激しくて怖い」などといわれます。

でも、もともと体内のコルチゾールが不足しているところを、医療的に適切な量を補ってなんとかバランスさせている状態なので、それをいきなりやめれば一気に症状が悪化してしまうのは、いってみればあたりまえのこと。

そこでもし、ステロイド剤をやめた途端に悪化するような症状なら、やはりその元である、「ステロイド剤が必要な状態」を、いかに健康的な状態へ戻していくかを考える必要があります。

つまり、疲れている副腎を元どおりに元気にしてあげること。

これが、さまざまな不快症状に対する根本的な治療になります。

慢性的な便秘、肩こり、肌荒れなど、いくつもの症状が重なって、あなたの体がもし**「炎症だらけ」**だとしたら、コルチゾールをつくる副腎が疲れ切っていて、有効に働いていません。

この副腎が疲れ切っている状態を、医学的には、**「副腎疲労（アドレナル・ファティーグ）」**といいます。

また、副腎のコルチゾールは、炎症した部位だけでなく、腸から「もれ」た異物を抗体が攻撃するときにも使われます。

「副腎疲労」が進むと健康が失われる

炎症に対応して分泌されるコルチゾールの量は、副腎疲労の進行ステージによって変わります。

まず、副腎疲労が「ステージ1（軽症）」の人は、コルチゾールの分泌量が非常に高くなります。

これは、体内の炎症を抑え込もうとして、コルチゾールがどんどん分泌されるから。まさに、「火消し役」が、火事の現場へ向けて次々と出動しているようなイメージです。

でも、あまりに分泌されると、体内ではさまざまな不快症状が現れます。

先に、コルチゾールのおもな働きをあげましたが（P62）、**コルチゾールが分泌過剰になってしまうと、逆にお腹が出てきたり、顔がむくんだりすることにはじまり、高血圧や高血糖、脂質異常などになります。**

また、メンタルのバランスも崩れて、抑うつ症状などが出ることも。

次に、「ステージ2（中等度）」に進んでいくと、コルチゾールの分泌量が少しずつ落ちてきて、「ノーマル（正常）」な状態とほぼ同じ量に減っていきます。

コルチゾールの分泌量だけを見ると一見正常でも、ステージ1でコルチゾールを出しすぎたために、副腎疲労が進んでしまっている状態です。

つまり、この時点でなんらかの治療を行わなければ、疲労が進んでかなりやっかいな状態になってしまいます。

さらに、副腎疲労が進んだ「ステージ3（重症）」では、コルチゾールの分泌量が低い状態に入っていきます。

疲労が進めば進むほど、コルチゾールはどんどん出なくなり、体内の炎症に対応できる状態ではなくなっていきます。この段階になると、治癒するにはおよそ1年～1年半ほどかかります（軽症の治癒期間は3カ月～6カ月）。

そして、最後の「ステージFailure（超重症）」となると、コルチゾールはほとんど分泌されなくなり、副腎の機能が燃え尽きてしまいます。

体が極端に疲れやすくなり、ひどい倦怠感や脱力感に襲われたり、激しい便秘や腹痛、吐き気、皮膚炎などに苦しんだりすることもあるのです。

疲れ、だるさ、イライラの根本原因は「副腎」の疲労

もちろん、副腎疲労が「ステージ3（重症）」や「ステージFailure（超重症）」まで進んでしまうと、体にかなり異常な症状が現れているわけですから、それをなにもしないで放っておく人はあまりいないでしょう。

ただ、とても多いのが、「ステージ1（軽症）」や「ステージ2（中等度）」の状態のままで過ごしている人です。そして、これがまさに、冒頭で書いたような、**「なんとなく不快症状を抱えてしまっている状態」**。

便秘や肩こり、肌荒れといった比較的わかりやすい症状がなくても、副腎疲労が疑われる場合はたくさんあります。それこそ、毎日、しつこい疲れや、なんと

なく感じる体のだるさを抱えながら、生活している人はたくさん存在するのです。

「最近忙しかったから、疲れがたまっているんだろう」
「体がだるいのは運動不足かな？」
「もう年だからしんどくなるのも仕方ないよね……」

そう思ってやり過ごしている人がとても多いのが実情です。このような「老化」といってもいい症状が現れるのにも、副腎の疲労が関係しています。

なぜなら、老化は「炎症」そのものだから。

疲れやストレスを抑えようとしてコルチゾールを過剰に分泌し、それでも抑えきれずに、やがて副腎が疲れていけば、さまざまな老化症状が現れるのです。

副腎が疲れて
ホルモンがつくられなくなると、
人間は死んでしまう

副腎はすべての健康の土台

ここまで、体内の炎症によって引き起こされる副腎疲労について説明してきました。

本書のテーマは「脱小麦」の食事法であり健康法ですが、もう少し、密接に関連する副腎疲労の話にお付き合いください。

副腎はなぜ大事なのでしょうか？

それは、体内で分泌されるホルモンには「優先順位」があり、人間が生きていくためにもっとも必要な土台となるホルモンが、まさに副腎から出るホルモンだという理由です。

副腎でホルモンがつくられなくなると、人間は死んでしまいます。

優先順位としては、副腎の次に甲状腺から出るホルモンが続き、最後に性ホルモン（男性ホルモン、女性ホルモン）となります。

これらはどれも、体にとって大切なホルモン。しかし、**副腎から出るホルモンがもっとも優先度が高く、副腎のホルモンが減ると、体はそれを最優先でつくろうとするため、ほかの大切なホルモンがつくられにくくなってしまう**のです。

副腎が元気でなくなると、体は自然と甲状腺ホルモンを抑えるように働きます。甲状腺ホルモンは、体内の物質代謝をうながすホルモンで、たとえていえば、体にとってのガソリンのようなもの。でも、ガソリンばかりをつくっても、体の土台となる副腎が疲れていては意味がありません。

そのため、甲状腺ホルモンが低下気味になっていきます。

すべての土台になる
生命を支える副腎から出るホルモン

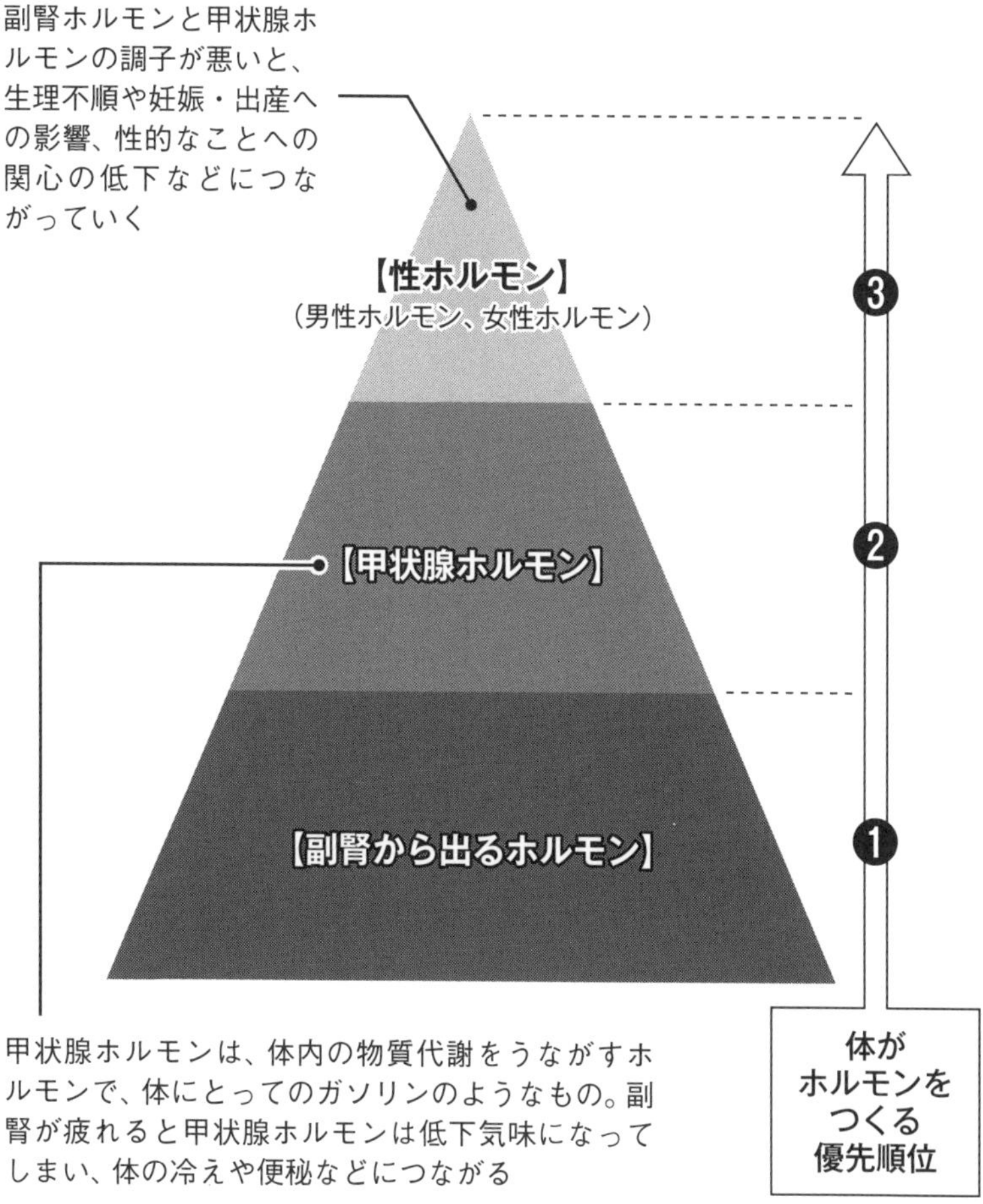
副腎ホルモンと甲状腺ホルモンの調子が悪いと、生理不順や妊娠・出産への影響、性的なことへの関心の低下などにつながっていく
【性ホルモン】
（男性ホルモン、女性ホルモン）
3
【甲状腺ホルモン】
2
【副腎から出るホルモン】
1
甲状腺ホルモンは、体内の物質代謝をうながすホルモンで、体にとってのガソリンのようなもの。副腎が疲れると甲状腺ホルモンは低下気味になってしまい、体の冷えや便秘などにつながる
体がホルモンをつくる優先順位

副腎から出るホルモンが優先順位がもっとも高い！

副腎のホルモンが減ると、体はそれを最優先してつくろうとするため、ほかの大切なホルモンがつくられにくくなってしまう

そうして体が冷えるようになったり、元気が出なくて体を動かすこともおっくうになったりして、どんどん家に引きこもる状態になっていきます。

そして、慢性的な便秘などの症状にもつながってしまうわけです。

副腎ホルモンが乱れると性ホルモンまで衰える

性ホルモンについても同じです。

たとえば、副腎疲労の人は、なかなか妊娠できないという傾向が見られます。

これは**副腎疲労になると、自分の体をまず最優先で立て直さなければならず、大きなエネルギーを必要とする妊娠・出産には耐え切れないと体が判断する**からです。

副腎ホルモンと甲状腺ホルモンの両方の調子が悪ければ、生理不順にもなるし、とても子どもを産んで養っていける状態ではなくなるので、性的なものへの関心も衰えていきます。

あくまで生まれ持った性についての性質・傾向を除外した話ですが、アメリカでは、「副腎疲労気味の人が増えているから、ユニセックスな男性が増えた」などといわれたりすることがあるほどです。

日本でも「草食系男子」などと呼ばれていますが、男性性を前面に押し出すようなスタイルを息苦しく感じる人が増えているのは、案外、副腎疲労にも原因があるのかもしれません。

話を戻すと、逆に副腎が健康であれば、安心して妊娠・出産ができる体がつくられます。

第5章の体験談でも紹介しますが、**私のクリニックでは、副腎疲労の治療を続けるなかで、思いもよらず妊娠した患者さんがたくさんいます。**

副腎が元気であれば、結果的に甲状腺ホルモンがしっかり出てきて、性ホルモンの分泌もうながされていくのです。

体内を炎症させる3つの要因

このように、あらゆる体の不調は各部位の炎症が原因で引き起こされ、それを抑えるコルチゾールを分泌する副腎が疲労していくと、体内にさらに炎症が引き起こされていくとお伝えしてきました。

炎症の要因は、大きく3つあります。

①身体的要因
②メンタル的要因

③環境的要因

本書は「脱小麦」がテーマなので、おもに自分の体で感じるような、①の「身体的要因」を扱っています。

体が疲れ炎症を起こしはじめると、副腎はその炎症を消すために働き続けます。しかし、**小麦などを食べ続けることで消火活動が休みなく続いてしまうと、やがて副腎のほうが「燃え尽き」てしまう**わけです。

②の「メンタル的要因」は、精神的なストレスによって引き起こされる炎症です。

もちろん、メンタルといっても神経をはじめ体の反応ですから、ストレスという神経などの炎症に対しても、副腎はコルチゾールを出して抑えようとします。

ただ、それがうまくいかない場合、うつ症状などが現れること多く、第4章ではそれらについても扱います。

あえて「メンタル的要因」を分けたのは、精神的なストレスというものは、個々が置かれている事情がかなり異なっていて、根本の原因をすぐに取り除けない場合が多いからです。

会社の人間関係でストレスをためているといっても、他人はコントロールできないし、すぐに仕事を辞めるわけにはいかない事情もあるでしょう。

そうした外部要因に働きかけていくのは、時間がかかってしまうし、実際にうまく変えられないことも多いのです。

③の「環境的要因」は、まわりの環境からの刺激によって引き起こされる炎症です。

たとえば、自動車の排気ガスや、殺虫剤に含まれるピレスロイドという毒素。これらが体内にどの程度蓄積しているかは尿検査でわかりますが、蓄積量が多くなると、発育や脳のトラブルを引き起こしたり、認知症などのリスクを高めたりします。

また、あまり意識しないところでは、日常的に使う食器・洗濯用の洗剤や柔軟剤、難燃剤《なんねんざい》などもよくありません。私たちは、生活環境を清潔にしようとして、殺虫剤や消臭剤を過度に使用するあまりに、逆に体を傷つけていることがあるのです。

食品に含まれる増粘剤などの添加物なども、強いストレスになります。

その意味では、**現代人はどんな人でも、副腎疲労になりやすい環境に囲まれて生きているといえるでしょう。**

本書では、これらの「環境的要因」は扱いませんが、現在の副腎疲労は、環境からの毒素が多すぎて、むかしに比べて治りが悪くなっていることも、ぜひ知っておいてほしいと思います。

体内のひどい炎症を抑えるには、小麦をやめるしかない

小腸の炎症を抑えなければ意味がない

小麦によって、先に書いた「腸もれ」になると炎症が引き起こされ、全身に毒素が巡っていき、体のあらゆる部位が炎症します。

そして、それに対処する副腎が疲労して、さらに炎症がひどくなってしまいます。

先に、アトピー性皮膚炎や喘息性気管支炎の際の、ステロイド剤使用について例をあげました。

同じように、各症状に対する治療としては、炎症の一つひとつを「火消し」していくことになります。

でも、**いくら火消しといっても、小麦を食べてつねに「タイトジャンクショ**

ン」（Ｐ42）が開きっぱなしでいれば、栄養素と同時に細菌や毒素などがつねに入ってきてしまうので意味がありません。

どれだけ炎症を抑えようとしても、抑え切れず、せいぜい応急措置にしかならないわけです。

そこで、私のクリニックでは、まず炎症を引き起こしている要因を取り除きながら、並行していま悪い箇所を投薬などで治療していきます。

この炎症を取り除く根本的な治療こそが、まさに「小麦」を抜くこと。

まずは、腸の細胞と細胞のあいだが開きっぱなしにならないように、「脱小麦」の食生活を続け、毒素などを堰き止めることが大切なのです。

小麦をやめるのがもっとも簡単！

炎症がひどくて、なかなか治まらない状態だとしても、小麦という「油」さえ注がなければ、炎症はやがてボヤに戻っていくことはイメージできるかと思います。

それに伴って副腎が少しずつ元気になってくれれば、最後には火を消すことが可能です。

同時に、炎症に対してつねに火消しをしようとする、免疫機能の働きも落ち着いてきます。

要するに、副腎疲労の治療は、身体的要因であれ、メンタル的要因であれ、環境的要因であれ、炎症の要因そのものを、最初にひとつずつ取っていくわけです。

ただし、メンタル的要因や環境的要因は、外部環境に影響される場合が多く、治療が難しかったり、時間がかかったりします。

でも、身体的要因は、いますぐにでも対処できます。

小麦をやめればいいのです。

私たちがコントロールできる「食べもの」によって、体に働きかければいいのです。

そして、「余計なこと」をしない。

いま苦しんでいる不快な症状をなくすには、小麦をやめることが、あなたの体にとってもっとも簡単な方法となるでしょう。

第2章

「脱小麦」生活で健康になろう！

まずは1週間だけ、「脱小麦」生活をしてみよう

ならし運転で「脱小麦」生活を体験しよう

小麦を食べない生活を3週間続ける。

これが、私が「脱小麦」の食生活をすすめるうえで、みなさんにお伝えしていることです。

ただ、多くの人は、この3週間がとても長く感じられます。これまで好きなだけ小麦を食べる生活を、長いこと続けてきたわけですから、やめるのがつらいのはあたりまえかもしれません。

「1週間じゃダメですか？」

「少しくらい小麦を食べても大丈夫ですよね？」

そんな質問をされる患者さんがほとんどです。なかには、「3週間もできるわけないじゃないですか！」と怒り出してしまう人も。

でも、あえて3週間を目安にしているのには理由があります。それは単純に、**1週間では効果が表れない場合が多い**からです。症状が重い場合はさておき、症状がそれほど重くない場合、1週間で効果を感じる人は、割合としてはやはり少なくなります。

そして、もし効果が少なければ……たいていの場合、「無理してやめなくてもいいか」「小麦をやめてもたいして変わらないな」となって、続けるモチベーションが弱くなってしまうのです。

やめる前とやめた後で、その差が実感できないので、元の食生活に戻りやすいわけです。

結局のところ、1週間小麦をやめて、1週間後に元に戻すと、ダイエットとしては多少意味がありますが、不快な症状が改善される実感を持てず、そのまま「脱小麦」を続けにくくなってしまいます。

もちろん、なにもしないよりは1週間続けるだけでも体にいいでしょうし、リズムができてその後も続けやすくなるでしょう。そこで、**あくまで3週間を目標としながらも、最初はあまり自分を追い込まずに、〝ならし運転〟のつもりで1週間続けてみてください。**

考え方は人それぞれですが、そのほうが気楽にはじめられると思います。

「3週間」やめると、こんな変化が実感できる！

3週間の「脱小麦」を続けた患者さんのほとんどは、そのあと小麦を口にすると、「だるい」「頭痛がする」「食べたらすごく眠くなる」「体が重くてやる気が出ない」というような症状を訴えます。

そうして体験してはじめて、「やっぱり小麦が合っていなかったんだ」と体で気づくことができる。だからこそ、副腎疲労の治療とともに、多くの人が「脱小麦」の食生活を続けていけるのです。

生まれつき小麦に弱い人はいますが、**ほとんどの人は、自分が小麦に弱いとは知らずにずっと食べ続けています。そして、同時にあらゆる不快症状を我慢して生きています。**そんな人にとっては、やはり3週間くらいは抜かないと効果を感じにくいでしょう。

でも、**小麦を3週間抜いただけですごく体が楽になり、抱えていた症状がみるみるよくなっていく。**それは、クリニックで本当によく目にするシーンです。

ちなみに、私たち人間は、おおよそ月曜から日曜までの週間リズムで生活しているため、3週間続けると、小麦がない生活に慣れてくる面があります。

要は、3週間続けると習慣になりやすく、「脱小麦」のよさも感じられるようになるので、その後も「脱小麦」の食生活を続けやすくなるわけです。

「脱小麦」を続けるコツ①

我慢できないときは、主食の「大きい小麦」だけを抜く

「小さい小麦」は無視、主食のパン・麺類だけやめる

「とはいっても、3週間小麦をやめるのはやっぱり大変……」

そんな人たちに向けて、「脱小麦」を続けるコツをまとめて紹介していきたいと思います。

まず、物心ついたときから、小麦をまったく食べない3週間を、ほとんどの人は体験したことがありません。

そこで、完璧主義をやめ、主食の「大きい小麦」だけを抜いてみる。

つまり、**パン、麺類を完全にやめて、できればカレーやシチュー、餃子、洋スイーツなどもやめる**イメージです。

しょう油などの調味料に入っているような「小さい小麦」は、そのまま摂ってもらって構いません。また、フライや天ぷらの衣なども、極端に多くなければ大丈夫。

それでも、**案外多くの人がパン食なので、主食が変わるだけでも大きな変化があるはずです。**

とくに高齢になればなるほど、朝食に食パンを食べる人がたくさんいるようです。朝食にパンを選ぶ理由はよくわかります。用意するのはバターやジャムくらいで調理の必要がほとんどないので、やっぱり楽なんですよね。時間のない朝ですから、そうしたくなるのも理解できます。

でも、朝食をご飯にするだけで、体調はみるみるよくなっていきます。もし糖尿病の治療をしている人なら、朝のパン食をやめるだけで血糖値もよくなっていくでしょう。

ただし、パンをやめるといっても、炭水化物をしっかり摂ることは大切。炭水化物は、体のエネルギーをつくる重要な栄養素です。朝食でパンをやめたら、できる限りご飯をしっかり食べるようにしていきましょう。

「脱小麦」を続けるコツ②

好きな食べものは、あきらめずに「代用」する

代用食材を上手に活用する

「脱小麦」がうまくいかない人は、いきなりすべての小麦をやめようとしてしまうからかもしれません。

もちろん、主食から小麦は外していただきたいですが、これまで大好きで食べていたパンやパスタというレシピ自体をやめると、あまりに口さびしくて、すぐにその反動がきてしまいます。

そこで、**そんなときは代用食材を活用するのが、心にも負担が少ない方法。パンやパスタ自体をやめるのではなく、それらの素材を変えて、同じように食事を楽しめばいいのです。**

いまは、小麦の代用食材もたくさん販売されるようになりました。米粉や大豆粉を使って焼いた「グルテンフリーパン」はその代表です。米粉のパンは冷凍品でも市販されているので、冷凍庫に保存しておけば、朝食時に解凍するだけで簡単に「脱小麦」生活を実践できます。

また、米粉や大豆粉でつくられたケーキミックスも市販されています。フルーツなどを入れてオーブンで焼くだけで、簡単にグルテンフリーのスイーツが楽しめるのです。

もちろん、米粉自体を常備しておけば、天ぷらなどの揚げ物を気軽に楽しむことができます。

グルテンフリーのパスタもかなり広まっています。かつてはインターネットでの注文が中心でしたが、いまは一部の大手スーパーでは、グルテンフリー専門のコーナーが設けられるほどになりました。

麺類に目がない人も多いと思いますが、うどんやラーメンをそばに変えていけば、かなりの小麦を減らせます。とくに、外食では気軽に十割そばを食べられる店が増えていますし、加えてフォーや冷麺などのエスニック料理をチョイスするなどすれば、十分に麺料理のおいしさを楽しめると思います。

ほかにも、米粉でつくったカレールーや、餃子・春巻きの皮なども、簡単にスーパーやインターネットで手に入れることができます。

「脱小麦」を続けるコツ③

平日だけ「脱小麦」をして、休日は心のリセットに

「パンだけ」「週末だけ」脱小麦生活をしてみる

小麦は、少しでも食べないに越したことはありません。

その意味でいうと、小麦の量や回数をいつもより減らすだけでも、体にはいい効果があります。

そこで、まずはパンや麺類、お菓子などをよく食べる人なら、**パンだけは食べないようにするなど、自分ができるところからはじめてみてください。**とくにパンは主食として毎日食べる人が多いため、麺類やお菓子をやめるよりは、「パンだけを抜く」と決めると、効果はより出やすくなると思います。

時間はかかるかもしれませんが、それでもずっと続けていれば、体調の変化を感じ取れるようになるはずです。

ただし、しっかりやめたほうがもちろん体にはよく、減らせば減らすだけ効果があるのはいうまでもありません。その意味では、たとえば**朝だけ小麦を抜くよりは、週5日だけ「脱小麦」にするほうがより続けやすくなるでしょう。**

なぜなら、3食のうち1食を抜いても、結局は毎日小麦を食べているので大きな変化がなく、「体調が変わった」という感じを得られにくいからです。

そこで、できる人は、**むしろ平日は完全に小麦を抜き、休日は家族に合わせて適度に、**というイメージで進めてみるのがいいでしょう。

また、朝食のパンの代わりにご飯を食べるようにしても、「ご飯を炊くのはやっぱり面倒」という日もあると思います。

そんなときは、いっそのことおかずと味噌汁だけにする。

もちろん、先に書いたように炭水化物は体に必要な栄養素なので、できる限りご飯は抜かないようにする。でも、「朝食はしっかり食べなくてはいけない」と思い込んで**小麦を食べるくらいなら、むしろ主食は食べないほうが体にいい**と私は考えています。

最近は、「オートファジー」(※)が注目され、毎日の食生活に「空腹」の時間を取り入れて、かえって健康になったという報告もたくさんあります。

「朝食べないと、一日をはじめるエネルギーが得られない」

そんな思い込みだけで、本来食べなくてもいい小麦を、朝からたっぷり食べる必要はまったくないのです。

※ 自食作用。細胞核を有する生物の細胞にある、細胞内のタンパク質を分解する仕組みのひとつ。タンパク質は分解されてアミノ酸となり、栄養として再利用される。タンパク質が不足しているときに働き、病原菌などを分解する作用もある

「脱小麦」を続けるコツ④

症状の変化を記録して、モチベーションを上げる

記録シートとチェックリストを使う

①～③のコツとともに、「脱小麦」を実践するときに意外と大切なのが、自分の症状を「記録」しておくことです。

「頭痛がなくなってきた」
「便秘が少しましになってきた」

そんな「脱小麦」で変わってきた体の変化を記録しておけば、継続する手助けになります。なぜなら、症状が少しよくなると、人はその事実をすぐに忘れて、あたりまえに感じてしまうものだからです。

不快な症状は、ある日突然よくなるわけではありません。「脱小麦」を続ける

うちに、少しずつよくなっていくものです。

するると、少しずつよくなっているだけに、最初のころに比べてどのくらいよくなったのか、記録しておかなければ、頭だけではなかなかわかりにくい面があるのです。

なかにはせっかく小麦を3週間やめたのに、久しぶりに小麦を食べて頭が痛くなると、「体が小麦を受けつけなくなってしまった！」と不安になって、逆に「以前のような強い体に戻らなくては……」と、小麦を食べる理由を探してしまう人までいます。

だからこそ、「脱小麦」の食生活では、**自分だけが感じられる変化をきちんと記録しておくと、正しく続けていく助けになる**はずです。

項目は人によって異なります。

例をあげると、「食後の眠気」「だるさ」「お腹の張り」「おならの匂い」「便の匂い」「肩こり」「頭痛」「アレルギー症状」「むくみ」「モチベーション」「不眠」「途中覚醒」「睡眠トラブル」「めまい」などさまざまです。

次のページに「脱小麦」を続けるための記録シートとチェックリストを用意しましたので、ぜひ記録しながら3週間続けてみてください。

CHECK

脱小麦チェックリスト

「脱小麦」の食事をはじめる前に、あなたのいまの体調と
疲れを忘れないようにチェックしましょう。

エネルギー系

- □ しつこい倦怠感を感じる
- □ 朝から元気が出ず仕事に向かえない
- □ カフェインや甘いものがないとやる気が出ない
- □ ちょっとしたことにイライラしてしまう
- □ 日常的な行動をするのがおっくう
- □ 顔や手足がむくみやすい
- □ 立ちくらみがする
- □ 肩や背中がこっている
- □ 昼食後（15〜16時）によくぼんやりする
- □ 夜（18時以降）になるとようやく元気が出てくる
- □ 性欲が減っている感じがする

睡眠系

- □ 夜になると目が冴えて寝つけない
- □ 夜中にトイレなどで目が覚める
- □ 朝起きるのがつらくてなかなか起き上がれない
- □ 熟睡できた感覚がなく、朝から疲れている
- □ できれば10時くらいまでぐっすり寝ていたい

消化器・脂肪系

- □ お腹の調子があまりよくない
- □ おならや便の匂いが臭い
- □ 甘いものやしょっぱいものがほしくなる
- □ 疲れているときに食べすぎることがある
- □ お酒やタバコの量が増えた
- □ 年とともに体重が増えている

CHECK

感染症・アレルギー系

- □ 風邪がなかなか治らない
- □ ぶつけるなどした手足の傷などが治りにくい
- □ 肌荒れ（アトピー性皮膚炎）がひどい

婦人科系

- □ 生理不順がひどい
- □ 月経前症候群が悪化している
- □ 更年期障害が気になっている
- □ 肌にシミが増えた

脳・認知症系

- □ ぼーっとしてしまうことが多い
- □ もの忘れが多くなった気がする
- □ 集中力がなく仕事がはかどらない
- □ ものごとの優先順位がつけにくい
- □ 新しい作業やプロジェクトがおっくうだ

メンタル系

- □ ネガティブな考えにとらわれてしまう
- □ 毎日新しい刺激や、楽しいことがないと感じる
- □ 生きている意味を見いだせないときがある

「脱小麦」を続けるコツ⑤

もし小麦を食べてしまったら、「明日からまたやめよう」と切り替える

自分を責めたりせず、心に余裕をもって続ける

「小麦をやめていたのに、7日目につい食べてしまいました……」

私のクリニックに来る患者さんにも、そのような人はたくさんいます。

このように、**「つい食べてしまった」ときは、明日からまた小麦をやめようと思うことがなにより大切なこと。**

多くの人が、小麦を食べてしまうと「ああ、せっかくがんばっていたのに食べてしまった。やっぱり私には向いていなかったんだ」「もういいや。やっぱりおいしいから食べてしまおう」となってしまいます。

でも、そこで自分を責めたり、開き直ったりするのではなく、**「次の夕食からまたやめよう」「明日からまた続けてみよう」**と、**気持ちを切り替えることが大**

切なのです。

なぜなら、小麦を食べ続ける生活に戻るよりは、ずっとマシだからです。

小麦を食べ続けている人は、イライラしたり、倦怠感を感じたりすることで、ものごとを悲観しやすくなる傾向があるようです。そして、自分にとって都合の悪いことがあれば、誰かのせいにしたり、世の中のせいにしたりもしがちです。あるいは、自分自身を責めてしまいます。

たしかに、小麦を食べてしまったその日をなかったことにはできませんが、無用に自分を責めないでください。余計なストレスをためてしまうと、かえって体によくありませんからね。

まずは自分のペースで、小麦なしの食生活を、少しでも長く続けていくことが大切です。

慣れてくれば、少し小麦を食べただけで、むくみや頭痛といった不快症状を感じられるようになるでしょう。自分の体の変化を冷静に観察できるようになると、気持ちに余裕が生まれ小さな自信にもつながっていきます。

そんないい方向へと変化していく自分を感じて、1日1日、客観的に見つめることがきっと助けになると思います。

なぜ、人は小麦をやめられないのか

小麦には、中毒物質が含まれている

「脱小麦」を続けるためのコツを紹介しましたが、なぜ人はこれほどまでに、小麦をやめられないのか気になりませんか?

実は、小麦には中毒性がある物質が含まれています。

それは、「グルテオモルフィン」という物質で、モルフィンは「モルヒネ(アヘンに含まれるアルカロイドの一種)」のこと。つまり、**小麦にはモルヒネに似た化合物が含まれていて、食べると気持ちよく幸せな気分になるため、「もっと食べたい」と感じるようになってしまう**のです。

そうして、いわば小麦中毒のような状態になると、やめるのが難しくなってしまいます。

また、テレビや雑誌などで、〝小麦を使った柔らかくて甘い食べものを食べると、「幸せな気分」になる〟と刷り込まれる効果も意外と大きいのではないでしょうか。いくら健康によかったとしても、硬くて味も素っ気なければ、脳も「貧しい」イメージばかりをつくってしまうでしょう。

つまり、**小麦はもう食べる前から、「おいしくて幸せな気分になるもの」として、脳が認識してしまっている**わけです。

ふだんの食べものに小麦はどのくらい入っている?

どんな食べものに、どのくらい小麦が含まれているかと迷う人もいると思います。

まず、ここまで書いてきたように、基本的には**パン、麺類**（パスタ、うどん、**ラーメン、配合によってそば**）です。これはわかりやすいところでしょう。

また、多めに含まれているもので見逃しがちなのが、**餃子類とカレーやシチューのルー**。

とくに、ルーはご飯にかけるし、野菜もたっぷり入っているので安心しがちですが、ルーにはたっぷり小麦が含まれているので要注意です。

ただ、先にも書きましたが、いまは米粉のルーも販売されているので、カレーやシチューを食べたいときは利用してみることをおすすめします。

あとは、やはり**スイーツ（洋菓子）**は避けたい食べもののひとつです。

小麦をたっぷり使っていることに加え、糖類とカゼインも多く、体にかなり負担をかける食べものだからです。

「スイーツをやめるなんてさすがにつらい……」

私も甘いものが好きなので気持ちはわかります。

そんな人は、いきなりスイーツ自体をやめるのではなく、**和菓子にするだけでも体の負担はまったく変わります。**

和菓子なら、おはぎは米、団子は上新粉や白玉粉、大福はもち米、ようかんは寒天というように、「脱小麦」にしてもかなり幅広く楽しめるはずだからです。

もちろん、なかには小麦を使った和菓子もあり、砂糖もかなり使っているので、その部分には注意してください。

先に、「小さい小麦」は、あまり気にしなくてもいいと書きました。あまり完璧主義になると、食べるものが減って続けにくくなるからです。そこで、私の家でも、**調味料などは小麦が含まれていてもそのまま使っています。**

また、**揚げ物の衣も、気にしすぎるとかえって「脱小麦」が続かなくなる**もののひとつ。そこで、いまは米粉が売っているので、それを使っておいしい天ぷらをつくるようにしています。

「大きい小麦」をやめるのを３週間続けて、「体の調子もいいし、もっと続けたいな」と思ったら、そこから衣などにも気を配ってみてはいかがでしょうか。

やる気がありすぎると、かえってすぐやめてしまいがちになるので、まずは主食の小麦をなくしていくことを目指しましょう。

小麦なしの理想的な食事は、和食にあり

日本人本来の「和食」に戻していこう

食事から小麦をきっぱりと抜いて、あとは可能な限り乳製品や糖類も減らしていく——。すると、それはどんな食事になるのでしょうか。

端的にいえば、私たちがむかしから馴染んできた「和食」です。

主食から小麦を抜けば、多くの日本人はおのずと米を食べることになるでしょう。

そして、その横には季節の食材が副食として並ぶはずです。肉や魚を焼いたり、炒めたり、蒸したりすれば、数多くのレシピが存分に楽しめます。

和食なら、季節の野菜もたっぷりいただけます。四季によってそれぞれ旬の野菜があり、数多くのレシピが存在します。

もちろん、和食に欠かせない味噌汁や豆腐、納豆などの発酵食品も欠かせません。

つまり、**いつもの食事を和食にするだけで、とてもバランスがよくて健康的な食事を、無理なく摂ることができる**わけです。


さらにいうと、和食には薬味が欠かせません。パン食に薬味は必要ないですが、和食にすれば、ネギをのせたり生姜やニンニクを入れたりと、おのずと香りと味わいが広がります。

そして、**これらの薬味には「イオウ基」と呼ばれる解毒成分が豊富に含まれており、体の中を解毒する肝臓の働きを助けてくれる**のです。

このように、和食には理にかなった食事の知恵がふんだんに詰まっています。

小麦の弊害《へいがい》が叫ばれはじめたいまの時代にこそ、私たちは和食が持つパワーを、あらためて見直すべきではないでしょうか。

「脱小麦」の食事は、とてもシンプルなのに効果は絶大です。

ただ、私たちはあまりに小麦を食べすぎる生活を送っているがゆえに、小麦をやめることを極端に嫌がるようになりました。

でも、どうか難しくとらえすぎないでください。

本来、ご飯はもちろんのこと、肉も魚も野菜もたっぷり食べていいのです。

私たち日本人が古くから親しんできた「和食」に戻して、そのおいしさを存分に楽しみながら、バランスのいい食事を心がければいいだけなのですから。

それこそが、豊かで健康にいい、最高の「脱小麦」の食事なのです。

本間家の「ある1週間」の献立表

	朝食	昼食※	おやつ	夕食
月曜日	・**ご飯** ・生姜焼き ・味噌汁	・スープのお弁当(日曜の夕食の残り)	・オレンジ	・**米粉のミートソーススパゲティ** ・サラダ
火曜日	・**ご飯** ・鶏の照り焼き ・味噌汁 ・漬物	・**そば**(外食)		・**ご飯** ・米粉の唐揚げ ・サラダ ・納豆 ・漬物
水曜日	・**ご飯** ・鮭の塩焼き ・味噌汁 ・サラダ	・**グルテンフリーのピザ**(外食)	・米粉のドーナツ	・**カオマンガイ** ・チキンスープ
木曜日	・**そぼろご飯** ・味噌汁	・**インドカレー、タンドリーチキン**(外食)	・米粉のクッキー	・**牛丼** ・味噌汁 ・煮物
金曜日	・**ご飯** ・たらの西京焼き ・煮物(木曜の夕食の残り) ・味噌汁	・**ケバブご飯**(外食)		・**手巻き寿司**
土曜日	・**米粉パン** ・ベーコン ・スープ ・サラダ	・**米粉の焼きそば** ・スープ ・オレンジジュース	・米粉のアップルパイ	・**米粉のそうめん** ・米粉の天ぷら ・サラダ
日曜日	・**米粉のパンケーキ**	・**米粉のチャーシューラーメン**	・桃	・**焼肉** ・スープ ・サラダ

※平日は子どもたちは給食　※太字は主食

Point

仕事が休みの土曜日と日曜日には、米粉を使ったレシピをたくさんつくる。一般的には小麦を使ったレシピでも、米粉を使うことで「脱小麦」をしながら満足感を得られる。

例)米粉の餃子、米粉のシュウマイ、米粉のパンのサンドウィッチ、米粉のパンのホットドッグ、米粉のお好み焼き、など

第3章

体の不調の原因のほとんどは「小麦」だった!?

原因不明の体の不調のほとんどは、小麦が引き起こしている

―慢性的な疲労、倦怠感、肩こり、背中の痛み―

小麦を食べると多くの不快症状が襲いかかる!

あなたがいま感じているしつこい疲れや不快な症状は、元をたどれば、あなたがふだん食べている「小麦」によって引き起こされています。

そして、小麦に含まれるグリアジンが体に悪影響をおよぼしている張本人。

ここまで、そうお伝えしてきました。

第3章では、小麦を食べ続けると体にどんな症状が現れるのか、具体的な症例ごとに紹介します。

「え、これはすべて小麦のせい!?」

そう驚いてしまうほど、小麦が不快な症状のほとんどに関係していることがおわかりになると思います。

そして、ここにあげた症例のいくつかに、実は多くの人があてはまっているのでは？　と、私はクリニックでの臨床経験から考えています。

もちろん、小麦だけですべての症状が引き起こされるわけではありません。なぜなら、症状の原因は複合的なものだからです。

それでも、そのうち小麦が悪影響をおよぼしている割合が多いのも、まぎれっきとした事実だということを忘れないでください。

【症状】慢性疲労・倦怠感

原因不明のしつこい疲れ、朝起きられない

朝、なかなか起きることができない。

がんばって起きても体がいつまでも重たい感じがする。

しつこいだるさが日中ずっと抜けない。

すぐに疲れてぼんやりしてしまう。


そんな疲労や倦怠感は、日によって、多かれ少なかれ誰しもが感じています。

でも、それが慢性的になっていたら要注意。その原因には、やはり小麦が関係しています。

「がんばれない」というのは、いい換えれば、副腎《ふくじん》が疲労を起こしているということ。体内の各部位が炎症を起こし、副腎からコルチゾールがたくさん出すぎてしまっているのです。

結果、「ただただ疲れる」状態になってしまうのです。

そんな気だるい朝に、副腎をとりあえず一瞬でも働かせるのにもっとも楽なのは、いったいどんな食事でしょうか？

それは、砂糖がかかった甘いパンと、ミルクや砂糖が入ったコーヒーのような、血糖値を一気に上げてくれる食事です。

「ドーナツと熱いカフェラテがなければ、一日がはじまらない」

この本を読まれている人の中にも、そんな人がいるかもしれません。

少しややこしいですが、コルチゾールが出ると血糖値が上がりますが、血糖値が上がってもコルチゾールは上がります。

そのため、**朝から甘いものを「食べたい」と感じる人は、すでに副腎が疲労気味。**また、そのような食事をするからこそ、ますます疲れてしまう悪循環におちいるのです。

いまは、カフェやコンビニで朝から簡単に食事ができるので、むかしに比べて、総じて副腎疲労になりやすい環境が揃っています。

しかも、コーヒーにはカフェインが含まれているため、体のだるさや疲れを一時的にごまかすことができてしまう。

副腎疲労の人は、コーヒーやコーラを何杯も飲むような傾向があります。

そんな状態だから、しつこい疲れや倦怠感にいつまでも悩まされるし、慢性的な不快症状から、冷え症などの新たな症状も現れてくるのです。

【症状】肩こり・背中の痛み

首、肩、背中がまるで板のようにカチコチに

小麦によって体内に炎症が引き起こされると、その炎症の火消しのためにコルチゾールが分泌され、やがて副腎疲労の状態になっていきます。

また、**炎症が引き起こされた部位は筋肉が硬くなり、緊張を引き起こしやすくなります。**

その理由は、筋肉を硬くしないと炎症やストレスと戦えないからです。

そうして必然的に筋肉が硬くなって、肩こりなどがひどくなっていく仕組みです。

そんなとき、体の中では、戦うためのホルモン「カテコールアミン」が過剰につくられています。

カテコールアミンは、戦うホルモンの総称で、ドーパミン、アドレナリン、ノルアドレナリンなどが含まれるもの。そして、このカテコールアミンもまた、小麦などによって腸内環境が悪くなったときに過剰につくられてしまうのです。

カテコールアミンが分泌されると、交感神経の働きが高くなって、自律神経のバランスが崩れていきます。

すると、つねに筋肉が緊張して硬くなってしまう……。

「背中にまるで板が入っているようで、痛くてつらい」

そんないい方をするほど、カチカチにこってしまう人はたくさんいます。

また、「パソコンのせいで肩こりがひどくなった」と訴える人も多いのですが、これもまた副腎疲労になっている可能性があります。

ただし、副腎疲労だから肩がこるのか、実際に肩に過剰な負担がかかり、炎症があるから副腎疲労が進んだのか、見分けるのが難しい面があるのも事実。

たとえば、鼻炎や副鼻腔炎などの場合は、炎症が起きた部分を筋肉が守ろうとして緊張し、それによって肩こりになる人もいます。

いずれにせよ、小麦によって腸内環境が乱れると、首や肩、背中のこりや痛みが引き起こされる場合が多くなるのは、たしかなことです。

炎症した腸から、毒素が全身をめぐる

―関節炎、気管支炎などの感染症、便秘―

【症状】関節炎

足腰のあちこちが痛くなる

「年を取るごとに、足腰のあちこちがひどく痛むようになって……」

そんな、膝などのつらい関節炎に悩む人もたくさんいます。

とくに女性の場合は、年を取ると多かれ少なかれ、関節軟骨がすり減っていく「膝関節症」という症状が現れます。見た目は別に悪くなく、手術するほどでもないから様子を見ていたら、どんどん痛みがひどくなっていく……。体重や膝の骨のせいだと勘ちがいして、根本的な治療をしないこともよくあります。

しかしながら、こうした関節炎にも小麦が影響を与えています。

小麦をたくさん食べると腸が炎症し、腸内にカビが増えていくことは先に書きました。そのカビが多い状態によって、「シュウ酸」と呼ばれる物質がつくられ、結晶化していきます。イメージとしては、関節のあたりに、クリスタルの物質がたくさんたまってしまうような感じです。

シュウ酸がたまると、体はダメージを受けるため、結局は疲労感となって現れます。なぜなら、シュウ酸は、カルシウムやマグネシウムといった、体に必要なミネラルをくっつけてしまうからです。

カルシウムを取られてしまえば、体内のカルシウムレベルが下がり、とくに女性は、骨組織までリスクを抱えることになります。また、「腎結石《じんけっせき》」を引き起こす可能性も高まります。

同じように、マグネシウムを取られてしまえば、筋肉が硬くなっていきます。すると、筋肉が骨を動かしたり支えたりしているので、足腰のあちこちが痛くなる症状が出てくるわけです。

ほかにも、発達のトラブルや、イライラなどの行動異常、頭痛、目の痛み、線《せん》維《い》筋痛症《きんつうしょう》などとの相関性があきらかになっています。

ただし、シュウ酸は、動物性脂肪（肉、魚、卵、乳製品など）や、野菜（ほうれん草、たけのこなど）に多く含まれており、シュウ酸を減らす食生活をすると、かえって必要な栄養が不足して体調を崩しかねません。

そこで、**食べものからシュウ酸を抜くよりは、やはり小麦を食べないことで、まず腸の炎症を防ぐことがとても大切なこと。**

腸内のカビを減らすことで、シュウ酸が増えない状態をつくることが必要なのです。

風邪をひくと咳がいつまでも止まらない

「風邪をひいたあと、1、2カ月も咳が続いて止まらない」
「日中は大丈夫でも、寝ようと体を横にした途端に咳き込んでしまう」

そんな人もかなり増えているようです。体内に炎症が広がって免疫力が低下すると、風邪などの感染症にかかりやすくなることは想像できるかと思います。ただ、最近は風邪をきっかけに、そのあと咳がいつまでも止まらないという人が増えているのです。

これは、副腎が疲れていることで、上気道感染症が長引きやすくなるのがおもな原因のひとつ。

それこそ、ひどい場合には数カ月も空咳《からせき》が続いたり、鈍く重い音がする咳に変わっていき、肺炎になってしまったりする場合も珍しくありません。

このような慢性的な気管支炎などの感染症は、一見、小麦とは関係がないように思えるかもしれません。

しかし、繰り返し書いているように、**「炎症」という観点から見ると、あきらかにひとつながりの症状だとわかります。**

もちろん、体の免疫力自体が低下しているわけですから、小麦中心の食事になることによって、ビタミンやミネラルが不足するなど、ふだんの食生活の偏りからくる栄養不足が影響しているのはいうまでもありません。

【症状】便秘

慢性的な便秘で気分までふさぎがちに……

腸については、第1章で、小麦がいかに腸内粘膜を傷つけて、炎症を引き起こし、副腎疲労をもたらすかについて書いてきました。

このように、腸が免疫機能に果たす役割は大きいものですが、もうひとつ腸には重要な役割があります。

それは、毒素の排出です。

体内にある毒素の、実に7~8割は便から排出しています。

そのため便秘になると、腸内にいつまでも毒素がたまってしまう状態になります。

毒素がたまっていけば、腸内が炎症し、やがて「腸もれ」になってしまう。そうして、頭痛やむくみ、アレルギーなどの症状へとつながっていきます。

また、便秘になると、気分もふさぎがちに。

「今日も便通がないと思うと気分が悪くて、体も重いし、なんとなく落ち込んでしまって……」

そんな患者さんも多いのですが、これは、**便が出ない不快感からくる「気持ちの問題」だけではありません。**

実は、便として排泄されなかった毒素が、体内をまわり、やがて脳にまで到達するからです。

第4章でくわしく説明しますが、それによってしつこい倦怠感や、うつ症状までも引き起こしていきます。

副腎が疲労すると、どんどん太っていく

―肥満・メタボ、むくみ、高血糖、高血圧・低血圧、不眠・睡眠障害―

【症状】肥満・メタボ

疲れれば疲れるほど体重が増えていく

疲れれば疲れるほど、体重が増えることがあるのはご存じですか？

これは、「脂質異常症」と呼ばれる症状で、一見ストレスから食べすぎてしまって体重が増えると思いがちですが、これにも副腎疲労が関係しています。


実は、コルチゾールのおおもとの材料は「コレステロール」です。

コルチゾールをつくるには、コレステロール値を高くしなければつくることができないため、副腎疲労になると、それに伴ってコレステロール値は高くなってしまう。要するに、**コレステロールがない限りコルチゾールをつくれないので、副腎疲労気味の人は、脂っこいものが好きになるわけです。**

いい換えれば、血糖値を瞬間的に上げてくれるものが好きになるということ。
そうして疲れが取れない限り、ラーメンやスイーツがやめられなくなって、体重がどんどん増えていきます。すると、腸内環境が悪いまま体重だけが増えていくので、どんどん疲れやすい体になってしまうという流れです。

これは、一見やせているように見える人にもあてはまる場合があります。

「毎日仕事が忙しくて、つい夜食にお菓子やラーメンを食べてしまう」

そんな人はとくに、慢性的なストレスに対処しようとおのずと脂質過多になっていることがあり、**「やせているのにお腹だけぽっこり出ている」**という症状がよく見られます。

また、人間の体には、飢餓《きが》になるリスクを避けるために、エネルギーを蓄積するメカニズムが働いています。でも、これだけ食が豊富な時代の現代人にとって、飢餓になるリスクはほんのわずかなもの。ただ、実際には飢餓でなくても、体内に炎症がある状態を体は危機的状況ととらえてしまうのです。

すると、エネルギーをあまり使わないまま体内にためる状態になり、男性の場合はお腹まわりに、女性の場合はお腹まわりとお尻と太腿に脂肪がついていきます。

このように、さまざまな理由から、小麦を食べていると疲れやすくなり、それに伴って体重も増えていくのです。

【症状】むくみ

水を飲んだだけで太ってしまう!?

「せっかくダイエットをしてカロリーを減らしているのに、食べものどころか、水を飲んだだけでも太ってしまう!?」

こんな症状にも、副腎疲労が関係しています。

副腎疲労のときに出るコルチゾールは、体内の水分が多かろうが少なかろうが、目の前の危機、つまり炎症と戦わなくてはなりません。

そのため、人間の体は危機に際して、本来なら排出するような水分でも、「貴重な水分をなるべく体内に蓄積しよう」と働きます。

すると、当然体はむくみやすくなり、そのぶん体重も増えてしまいます。

無理なダイエットで腸内環境を悪くしたり、ストレスをためたりしていると、かえってやせにくくなる理由はここにあります。

逆にいうと、**炎症と戦う必要がなくなり、水分を蓄積せず使うようになると、自然とむくみは取れていきます。**

私のクリニックでは、「脱小麦」の食生活と副腎疲労の治療を続けるなかで、10キロ以上やせる人がたくさんいます。

その原因もまた、体内の炎症なのです。

【症状】高血糖

血糖値が乱れて糖尿病のリスクも高まる！

副腎疲労になると、コルチゾールの分泌や、交感神経の働きが活発になります。するると、たとえ食事をしなくても、体は「戦うか逃げるか」という臨戦態勢になって、「血糖値（血液中のブドウ糖の濃度）」を上げていくことになる。

また、体には糖質が不足すると、糖ではない物質から「糖質（グルコース）」をつくり出す「糖新生」という代謝経路があり、この作用によっても糖を高くしていきます。

加えて、そもそも血糖値が高い状態は細胞の炎症につながり、腸内環境をさらに悪化させていきます。

つまり、**小麦を食べ続けていると、糖尿病になるリスクがどんどん高まっていくということです。**

先に、疲れた副腎をとりあえず働かせるのに楽な食事は、甘いパンやドーナツに、甘いコーヒーという例をあげました。

つまりそれは、わかりやすくいうと、血糖値を一気に上げてくれるような小麦中心の食事のことです。

食べものを食べると血糖値が上がるのは、ふつうのこと。

血糖値が上がると、すい臓から「インスリン」というホルモンが分泌され、糖分をエネルギーに変えて細胞に運びます。

しかし、過剰にコルチゾールが出るような食事をすると、一気に血糖値が上がり、上がった血糖値に伴って、またコルチゾールが上がるという悪循環に入っていきます。

すると、その次は急上昇した血糖値を下げるために、インスリンが一気に分泌されて、急激に低血糖の状態へと落ちていきます。

これが、食事性の「反応性低血糖」という症状。

「昼食を食べたあと、なんとなく体がだるくなって……」

そんな人は多いですが、重い低血糖症になると、脱力や冷え、震えなどの症状が現れ、最悪の場合は、昏睡にいたることもあります。

まるで、血糖値のジェットコースターみたいにアップダウンが激しくなり、血糖値が乱れてしまうのです。

高血糖になるだけでなく、小麦は血糖値の乱れの原因にもなるので注意しなければなりません。

【症状】高血圧・低血圧

立ち上がると目の前が真っ白でクラクラする

副腎疲労になると血圧も乱れていきます。

小麦を食べて腸内環境が悪化すると、肩こりの症状でも触れた「カテコールアミン」が体で過剰につくられます。

カテコールアミンが分泌されると、交感神経の働きが高くなって自律神経のバランスが崩れていきますが、副腎疲労の状態では、それに対処するコルチゾールの分泌が追いつきません。

結果的に、**心拍がドキドキしたり、ふらふらしてめまいがしたり、ぼーっとしたあとに急に眠くなったりする**ような症状が現れます。

さらに、もっと副腎が疲れると、結果として血圧コントロールがうまくいかなくなって血圧を保てなくなり、低血圧気味になります。

「立ち上がると目の前が真っ白（黒）になってクラクラした」

そんな症状を訴える人は意外と多く、「ちょっと貧血気味なのかも」と済ましてしまう人も多いのですが、これは「起立性低血圧症」という病気なのです。動悸はもとより失神をともなうこともあり、食事や運動をはじめ、根本的な生活習慣の見直しが必要になります。

【症状】不眠・睡眠障害

夜中にいつも目が覚めてしまう

「夜中によく悪い夢を見たり、睡眠が浅くてふと目が覚めたりしてしまう……」

こんな睡眠状態が続くと疲れも抜けないので、枕を替えたり、寝る前にスマホの光を見ないようにしたりと、工夫している人はたくさんいるでしょう。

でも、一見、食事とは関係なく思える症状にも、小麦が関係している場合があります。

なぜでしょうか？　夕食に小麦などの血糖値が上がりやすい食べものを食べると、血糖値が急激に上昇し、その後また急下降していきます。

このとき、副腎が健康なら血糖値をコントロールできますが、副腎疲労の状態ではうまく対処できず、逆に脳から「カテコールアミン」が過剰に出てしまうからです。

結果として、睡眠中に覚醒しやすい状態になっていきます。

さらに見逃せないのは、睡眠不足になると、腸のぜん動運動が起こりにくくなること。ぜん動運動は睡眠中によく起こるため、結果として便秘になりやすくなり、毒素が体にたまっていくのです。

もちろん、「寝る3時間前からは食事をしない」といったような生活習慣で、ある程度は緩和できるでしょう。

しかし、**小麦などの血糖値を上げる食べものは睡眠障害も引き起こす**という事実を、ぜひ知っておいてください。

更年期障害がひどくなるのも、小麦が原因だった

―更年期障害、性欲の減退、アレルギー・アトピー性皮膚炎―

【症状】更年期障害

体力も気力もなくなってただただ疲れる

ホルモンの優先順位（P71）の箇所でも紹介しましたが、副腎は性ホルモンのバランスにも関係しています。

副腎疲労がひどくなると、更年期障害や、女性なら「月経前症候群（PMS）」などを引き起こしてしまうのです。

そもそも、更年期障害と副腎疲労の症状は似ています。

とくに女性の場合は、加齢によって更年期に入ると、卵巣から分泌される女性ホルモン「エストロゲン」「プロゲステロン」が急激に低下していきます。

これらのホルモンが低下すると、**ほてりや発汗、体力の低下や抑うつ症状と**

いった、**典型的な更年期障害**を引き起こしていきます。

ただ、人間の体は、卵巣の機能低下を代替する機能が備わっています。

それが、副腎です。

卵巣の代わりに、副腎がエストロゲンとプロゲステロンの分泌を担ってくれるのです。

でも、このとき、副腎が疲労していたらどうなるでしょうか？

更年期に入ったら、もう副腎に頼るしかないのに、副腎が分泌する性ホルモンが少なすぎて、更年期障害がもっとひどくなってしまうのです。

もう少しくわしく説明すると、体内の炎症などで副腎が疲れていると、副腎は材料のコレステロールから、「火消し」のためのコルチゾールをつくるのを優先し、性ホルモンをつくる分まで使ってしまうのです。

結果として、副腎疲労の人は、更年期障害をさらに悪化させてしまいます。

もちろん、副腎が疲労していると、男性も更年期障害になります。

男性も更年期になると、精巣から分泌される男性ホルモン「テストステロン」が減少し、副腎へとバトンタッチされるからです。

ただし、男性は女性ほどホルモンが急激に低下しないので、更年期障害の症状はゆるやかに現れる傾向があります。

それでも気分が落ち込んだり、五十肩をはじめ筋肉が痛んだり、やる気が下がったり、記憶力や計画性が衰えてものごとを考えにくくなったりするような症状が増えていくことを覚えておきましょう。

【症状】性欲の減退

面倒になって性的な関心を持てない

副腎が疲労すると、重い更年期障害までいかない場合でも、性欲は低下していきます。

なぜなら、先に副腎疲労になると、男性はテストステロン、女性はエストロゲンの分泌が低下すると書きましたが、このふたつのホルモンの前に分泌される「DHEA」というホルモンの分泌自体が減ってしまうからです。

つまり、DHEAが減ると、そこから男女両ホルモンをつくれなくなってしまうということです。

すると、性的なものにあまり興味が持てなくなり、ただただ疲れてしまうといった性欲の低下につながることに。

「性欲が衰えたのは年齢のせいかな……?」

そう感じる人がいますが、たしかに気持ちの面はあるものの、身体的には、疲れや炎症が原因で、性ホルモンが分泌されなくなっているからなのです。

もちろん、DHEAは体にとって大切なもの。

しかし、体に炎症があったり、強いストレスがかかったりすると、副腎はそれに対処することを優先し、コルチゾールのほうを大量に分泌します。

「生きるか死ぬか」に関わるコルチゾールのほうが、やはり性ホルモンより優先されるわけです。

ちなみに、性欲の減退を感じたときに、栄養剤や薬などを飲んで対処しようとする人もいるかと思います。

でも、本当の原因は、ホルモンバランスが根本から崩れているから。

そのため、性ホルモンの分泌をよくするにも、まず副腎の疲れを取り除くことが必要なのです。

【症状】アレルギー・アトピー性皮膚炎

どれだけステロイド剤を塗っても治らない！

コルチゾールには、免疫機能を調整する働きがあります。

ただし、これは適切な量のコルチゾールが分泌されている場合に限ったことです。副腎疲労になると、コルチゾールが過剰に分泌されたり、その後分泌が少なくなったりして、免疫機能がどんどん低下してしまいます。

そして、コルチゾールが十分に分泌されなければ、花粉症やアトピー性皮膚炎などの「アレルギー」をさらに悪化させることになる。

そもそも、なぜアトピー性皮膚炎になるかといえば、皮膚に「もれ」があるからです。腸の炎症によって「腸もれ」になると、毒素や異物が全身をめぐり、それが皮膚にも入り込んで炎症を起こし、アトピー性皮膚炎などになります。

本来、皮膚にはバリア機能があり、なにかが簡単に染み込むような組織ではありません。

しかし、タイトジャンクション（P42参照）がゆるんでいると、そこから毒素や異物が入ってしまい、アレルギーを起こしやすくなってしまいます。

「例年より花粉が少し増えただけで、比較にならないほどの症状でつらい」

「食器用洗剤を使うと、すぐに手が真っ赤に荒れてしまう」

そんな症状が現れることで、皮膚がどんどん敏感になっていくのです。

いずれにせよ、**小麦によって、結果的に皮膚が「もれ」てしまうとアレルギー**

になるし、小麦によって副腎が疲れると、免疫がアレルギーを抑えることもできなくなります。

外部からどれだけステロイド剤を投入してもなかなか治らない原因は、まさに小麦による副腎疲労にあるといえるでしょう。

第4章

なぜ、脳の不調の原因も小麦なのか？

小麦は脳も炎症させ、認知症のリスクを高めていく

―アルツハイマー型認知症、もの忘れ―

「腸もれ」は脳にも起こる！

「おわりに」で触れますが、私の夫は幼いころから強いアレルギーがあり、さまざまな症状に苦しみながら、長年ひどいアトピー性皮膚炎にも悩まされていました。

もちろん、四六時中皮膚にかゆみがあると、気持ちは落ち着かないし、ときには深く落ち込んで心が疲れ果ててしまうときもあります。

そんな状態のうえに、さらに多忙が重なって、夫は始終イライラして過ごすことが多かったように思えます。

「いつもかゆいからイライラするんだろうな」

そう思って、ただただ同情していました。


みなさんのまわりでも、アトピー性皮膚炎などアレルギーを持っている人には、ちょっとイライラしているような雰囲気がありませんか？

でも、これは「かゆくてイライラしている」と思われがちですが、それだけが原因とは断定できません。

もちろん、かゆみはおもな原因のひとつですが、**実は「脳」が炎症を起こしている場合がある**のです。


第1章で、「腸もれ」について紹介しました。

人間の体は血管などを通じてつながっており、腸がもれていると、腸から細菌や毒素などが入って、肌やほかの臓器を巡りながら、やがて脳にいたってしまう場合があります。

そのようにして**脳に炎症が起きてしまうと、気持ちがイライラしたり、集中力が途切れがちになったり、多動気味になったりしてしまうのです。**

本章では、小麦によって引き起こされる脳・神経の障害や、心の病気について、具体的な症例を含めて説明しましょう。

小麦が「脳」をダダもれさせる

小麦に含まれるグリアジンによって分泌されるゾヌリンは、血流に乗って脳にいたる場合がよくあります。

でも、脳には本来「血液脳関門《のうかんもん》」と呼ばれる、脳の血管に不必要なものが入るのを防ぐためのバリアが存在します。ただし、その血液脳関門のつなぎ目にゾヌリンが作用すると、タイトジャンクションが開きやすくなってしまうのです。

つまり、小麦によって脳がダダもれしてしまうということ。

そうして、そこから細菌や毒素などが入っていく「脳もれ」と呼ばれる状態が引き起こされます。

私の臨床経験からすると、「腸もれ」の症状がある人は、ほぼもれなく「脳もれ」の症状が見られます。

腸の状態が悪い人は、脳の状態も悪いといえるのです。

脳の炎症で「シミ」がたまると認知症が早まる

脳に炎症が起きると、いったいどうなるのでしょうか？

脳が炎症すると、結果としてアルツハイマー型認知症をはじめ、さまざまな認知機能障害を起こしやすい状態になります。

先に、炎症は一種の老化現象だと書きましたが、脳内の炎症と、認知機能の低下やアルツハイマー型認知症が深く関わっていることは、すでに多くの論文であきらかになっています。

免疫システムを狂わせてしまう炎症を引き起こすことが、認知症の原因のほぼすべてといっていいかもしれません。

アルツハイマー型認知症をはじめ、認知症には共通点があります。

それは、脳に「アミロイドβ」というタンパク質がたまってしまうこと。具体的には、アミロイドβとは、リポフスチンと呼ばれるタンパク質と脂質の混合物です。

もっと単純に、老廃物や毒素と考えてもよく、**見た目も中身も、皮膚にできるあの褐色の「シミ」とそっくり。**

このシミが脳にたまっていくと、やがて認知症を引き起こします。

これまでの認知症の治療や研究開発は、この脳のシミを取り除くことに力を入れてきました。でも残念ながら、アミロイドβをいくら除去しても、認知症はなかなか治りません。それはなぜなのでしょうか？

これは、皮膚にできたシミで考えると、わかりやすいと思います。

皮膚にシミができる原因は、おもに紫外線を浴びるから。医学的には、「抗酸化力の低下」がおもな原因です。

そんなシミを取り除くには、外部からレーザー治療をすれば、その部分の肌はきれいにはなるでしょう。でも、紫外線をふたたび浴びれば、結局またシミは生まれるし、そもそも体の抗酸化力を上げなければ、いくらシミを表面的に除去してもきりがないのが実情です。

同様に、**脳のシミをいくら取り除いても、元の原因を治さないままでは、のち**

にいくらでもシミが生まれてしまいます。しかも、皮膚とはちがって、脳は体の中にある繊細な臓器です。脳のシミを取り除くのは、皮膚のシミのように簡単にはできません。

つまり、脳にとって大切なのは、なによりも体内にシミ（毒素）を「ためない」ことなのです。

【症状】アルツハイマー型認知症

65歳以上の5人に1人がなる！

高齢化が進むにつれて、現在、認知症の患者さんが増え続けています。いまやまったく特別な病気ではなく、自分事としてとらえられる病気になりました。

厚生労働省は、2020年に602万人〜631万人が認知症になると推計しており、2025年には675万人〜730万人になると報告しています。（令和元年「認知症施策の総合的な推進について」）

約700万人ということ、実に65歳以上の5人に1人が認知症になるということ。

自分の親を含め、家族や親戚のなかに必ずひとりは認知症の患者さんがいる世界が、もう目の前に迫っているのです。

そんな認知症のひとつが、アルツハイマー型認知症。脳にたまったシミであるアミロイドβが神経細胞を壊して、脳が萎縮していくのが認知症の原因です。

このタイプには、ほかにもレビー小体型認知症などがあり、パーキンソン症候群など、認知症以外の脳の神経変性疾患でも同じシミができます。

つまり、脳のどの場所にシミがあるかによって病気の状態が変わるだけで、基本的には、認知症の原因はすべてアミロイドβというシミにあります。

また近年、アミロイドβは血管にもたまることがわかりました。血管の働きが悪くなると脳梗塞などの原因となり、血管障害によって認知機能が低下していきます。

もちろん、このようなシミは、一朝一夕にたまるわけではありません。

不規則な生活や、小麦を中心とした偏った食生活、ストレスなどによって、たとえ若くても、少しずつ脳にシミがたまりはじまります。

「最近もの忘れが多くなった気がする……」

「集中力があまり続かなくなってきた」

「ちょっとしたことで、無性にイライラすることがある」

そんな症状が気になる人は、脳に少しずつシミがたまりはじめている可能性があります。そして、それが年を経て、認知症へと変わっていくのです。

【症状】もの忘れがひどい

昼に食べたものを思い出せない

認知症でなくても、認知機能が低下していくことはよく起こります。よく「昼に食べたものすらすぐに思い出せない」という人がいますが、年齢にかかわらず、もの忘れが増えたことや、記憶力の衰えを感じている人は、意外と多いのではないでしょうか。

また、ものごとを論理的に、順序立てて考えられなくなるのも典型的な症状のひとつ。

実は、副腎《ふくじん》が疲労すること自体によっても、認知機能は低下します。

なぜなら、偏《かたよ》った食生活やストレスの蓄積にさらされると、それに対処するためにコルチゾールの分泌量が増え、それ自体が脳の記憶を司る部分である「海馬」を傷つけて、記憶という機能を抑制してしまうからです。

端的にいえば、**認知症にいたらなかったとしても、小麦を食べていれば認知機能の低下を招いてしまうのです。**

さらに、ストレスや精神的な落ち込みがあまりにひどい場合は、コルチゾールが過剰に分泌されて、記憶が完全になくなってしまうことも。

実は私の夫は、かつて仕事などで過剰なストレスがかかったとき、あとで思い出そうとして振り返っても、いちばん大変だったときの記憶がすっぽりと抜け落ちていることがよくありました。

夫と似たような体験をした患者さんも、意外とたくさんいます。これも同じメカニズムで、副腎疲労が進むことで認知機能が低下してしまうからなのです。

炎症だけでなく、
小麦そのものが、
神経や免疫のシステムを狂わせる

小麦が「神経免疫システム」を狂わせる

小麦に含まれるグリアジンは、血液脳関門のタイトジャンクションを開いて、脳を「もれ」させるだけではありません。

小麦自体が、神経と免疫システムにエラーを起こします。

これはどういうことでしょうか？

体内には、脳細胞や、脳内の「シナプス」（※）のあいだの伝達を担う物質や、血液脳関門のバリア機能を担う細胞をはじめ、グリアジンと似た構造（アミノ酸の配列）を持つ物質がたくさん存在します。

そして、それらと似ているグリアジンがやってきた場合、見た目はちがうのに、体は似たものとして反応してしまうのです。

つまり、**いつも小麦を食べていて、しかも腸内環境が乱れていると、免疫システムはグリアジンを異物ととらえて、抗体をつくりはじめます。**

やがて血中の抗体が脳内に侵入すると、先のグリアジンに似た部分（脳細胞やシナプス間の伝達を担う物質）に対しても、抗体をつくって攻撃をしてしまうのです。

こうして神経伝達機能を低下させていき、アルツハイマー型認知症などに関わっていくわけです。

※ ニューロン（神経元）と、ニューロンとの接合部。興奮がシナプス前部線維の末端までくると、化学伝達物質が放出され、それがシナプス後部膜の膜電位《まくでんい》を変化させて興奮が伝えられる

小麦が脳を破壊する

もうひとつ、これは少し専門的な話になりますが、小麦が神経に悪影響をおよぼし、認知症などの難病にかかる可能性を高めることが報告されています。

神経には「ミエリン」と呼ばれる、情報をスピーディーに伝達させるための絶縁体が巻かれています。これは、わかりやすくいうと、電線をビニールで巻いて、電気信号がもれないようにするのと同じようなもの。

神経も同じく電気的な信号です。

このミエリンが傷ついてしまうと、電気的信号がすばやく通らなくなり、余計な部分が発火するなどして、脳にさまざまな悪影響を与えます。

そして、ミエリンもまた、グリアジンと構造が似ています。

そのため、小麦が体内に入り続けると、体はグリアジンが適切な容量ではないと判断し、それに対して抗体をつくって防ごうとします。

もちろん、それ自体は正常に免疫システムが働いているということです。

しかし、グリアジンとミエリンが似ているため、グリアジンを攻撃しようとした抗体は、間違ってミエリンのほうも攻撃してしまうのです。

それでも、通常は血液脳関門が脳を守っているため、抗体が神経を傷つけることはありません。でも、もしグリアジンによって分泌されるゾヌリンが原因で血液脳関門のタイトジャンクションが開いていれば……**自己抗体が侵入し、容易に神経を傷つけてしまう**でしょう。

近年、アメリカでは神経系の難病が増えており、「神経免疫系（神経と免疫のシステム）」に異常が起きると、結果として難病が引き起こされると考えられるようになってきました。

認知症をはじめ、ひとむかし前には病名がなかったような難病も、実は神経免疫系になんらかの変性が発生し、引き起こされると考えられています。

そして、脳や免疫システムに関する詳細な研究も進むなか、いかに「タイトジャンクションをしっかりさせるか」に着目した治療が広く行われています。

少し専門的な話になりましたが、これはつまり、脳や神経にとっていかに「小麦を食べないことが大切か」ということを表しているといえるでしょう。

「脳もれ」を引き起こす8つの要素

ここまで、小麦によって引き起こされた「腸もれ」の症状が、血流に乗って脳にいたり「脳もれ」を起こすことと、脳の炎症が認知機能を低下させるケースを見てきました。

また、小麦そのものが神経と免疫のシステムを狂わせて、結果的に認知症など脳や神経の難病を引き起こすメカニズムも紹介しました。

あえてざっとりばやくにいえば、こういうことです。

小麦を食べ続けると認知症になりやすくなる。

もちろん、「脳もれ」を引き起こすのは、ほかにも要因があります。そこでここでは、「脳もれ」を引き起こすおもな要因をまとめましょう。

①小麦を多く含む食事
②小腸の炎症
③加工食品の過剰摂取

④高血糖
⑤アルコール
⑥ストレス
⑦睡眠不足
⑧毒素・カビ毒

まず、①〜③は連動しています。小麦の恐ろしさは繰り返してきたとおりですが、③の加工食品も要注意。たとえば、加工食品に多く含まれる「グルタミン酸」は、腸の粘膜を傷つけることが指摘されています。

また、加工食品の代表格は、ハム・ベーコン・ソーセージ類。これらの食品には、アレルギー症状を引き起こす物質「ヒスタミン」が多く含まれており、湿疹や皮膚のかゆみなどの症状を引き起こす場合があります。

さらに、ヒスタミンは脳に刺激を与えるため、落ち着きや集中力がなくなるといった症状が起きることも。そもそも、ヒスタミン自体が、血液脳関門を傷つけるとされており、典型的な「脳もれ」の症状を引き起こします。

そして、①、③のいずれも、②の小腸の炎症の原因となります。


口に入れる食べものという意味では、④と⑤も注意が必要です。第3章で書いたように、④の血糖値が高い状態でいると、細胞の炎症につながるとともに、腸内環境を悪化させます。

そこで、高血糖の原因となる糖質過多の食べものは、小麦同様に避けるべきなのです。とりわけケーキなどは、小麦、砂糖、カゼインでつくられているため、頻繁に食べるのは避けたい食べものといえるでしょう。
⑤のアルコールは、アルツハイマー型認知症との関連を指摘する研究が数多く報告されています。そして、長年アルコールを飲み続けると、タイトジャンクションを傷つけるといわれています（ときどき飲む程度なら大丈夫です）。

⑥のストレスは、コルチゾールが大量に分泌されることで、副腎が疲労していきます。

⑦の睡眠不足については、第3章で触れました。人間は睡眠中に、傷ついた体を修復・メンテナンスしています。そのため、睡眠の質が下がると、当然ながら粘膜などの修復が不十分になる。加えて、タイトジャンクションをゆるみやすくするという報告もあります。

⑧の毒素は、増粘剤などの食品添加物や、副腎疲労の「環境的要因」として紹介した、洗剤や殺虫剤、難燃剤などの化学物質があてはまります。「カビ毒」については、次項で説明します。カビ毒も毒素のひとつですが、脳の問題を引き起こしやすいという意味で、あえて要因として名称をあげました。

小麦にくっついているカビ毒が、子どもの脳にも悪影響をおよぼす

―学習障害、ADHD―

小麦は子どもの頭にもよくない！

カビ毒は、「マイコトキシン」とも呼ばれる毒素です。

カビと聞くと、つい目に見えるカビを想像しがちですが、カビがつくり出す化学物質で、食べものにくっついていても目ではわかりません。**体にさまざまな問題を引き起こし、とくに脳の認知機能に悪影響をおよぼす**ことが知られています。

カビ毒についての研究はいろいろ報告されています。

神経を傷つけてアルツハイマー型認知症になるという研究もあれば、カビ毒自体が炎症を引き起こしたり免疫の誤作動を起こしたり、がんのリスクを高めたりするといった研究も報告されています。

ただし、カビ毒が直接的にアルツハイマー型認知症を引き起こすかどうかは、正確にはまだわかっていないのが現状です。

アルツハイマー型認知症の患者さんを検査すると、カビ毒の値が高いとする報告があります。逆にカビ毒の値が高い状態が、結果として神経に対する抗体をつくるため、炎症が生じてアルツハイマー型認知症と関係するという見方もできます。

いずれにせよ、カビ毒が脳にとって悪い物質であるのはたしかでしょう。


では、カビ毒はいったいどんなものに含まれているのか？

おもな食べものをあげると、**海外から輸入された小麦やコーン、ナッツ類、ドライフルーツなどに多く含まれている**とされます。「栄養価が高いから」とナッツ類やドライフルーツを積極的に食べる人もいますが、やはり生産国や製造元の確認は必ずしてください。きちんと調べなければ、かえって体に害を与えかねません。

なかでも多いのが穀類のカビです。とくに、子どもが大好きなジャンクフード（お菓子）は安価な小麦でつくられており、カビ毒がくっついていると考えたほうがいいと思います。

つまり、小麦は体にとって、二重にも三重にも悪影響を与える食べものです。

もちろん、ジャンクフードやジュースには、「コーンシロップ」や「果糖ブドウ糖液糖」が含まれており、これらもカビ毒リスクが高い、安価なコーンでつくられています。子どもが夢中になる食べものには、脳に悪影響を与えるカビ毒がたくさん含まれているのです。

【症状】学習障害

ケアレスミスや文字の書き間違いが多い

いま、子どもの「学習障害（発達障害のひとつ）」に悩む親が、かなり増えていると感じます。

「うちの子は、とにかくケアレスミスが多くて……」
「文字の書き間違いが多く、漢字もなかなか覚えられない」
「集中力がなくて、本もあまり読めない」

クリニックでも、子どもの学習障害の悩みを訴える患者さんがたくさんいます。
そんな切実な悩みを聞いていくと、子どもの食べものがパン食などの小麦に偏っていたり、お菓子をたくさん食べていたりして、食生活が乱れているケースがとても多いことが見えてきます。

実は、副腎疲労の子どもが、近年、とても増えているのです。

これは、日常生活のなかで、親の時代には考えられないほどのストレスにさらされて生きている子どもがたくさんいるからでしょう。勉強（受験）や、学校での人間関係といった精神的なストレスが関係しています。

しかし、けっしてストレスだけが原因ではありません。私は、**子どもたちが口にする食べものや有害物質、とりわけ小麦が強く影響している**と考えています。

また、子どもの脳にカビ毒が入ると、別の観点からも非常に悪い影響があるのも見逃せません。

その悪影響とは、子どもの自己評価がどんどん下がっていくことです。

どういうことかというと、カビ毒についての知識を持つ親が少ないため、ただ子どもが「やる気がない」「がんばっていない」と思って責めてしまい、子ども自身も自分を責めて、どんどん自信をなくしてしまうのです。

私にも子どもがいますし、そんな患者さんをこれまでたくさん見てきた経験から、小麦やカビ毒の恐ろしさが、もっと認知される必要があると思うのです。

【症状】ＡＤＨＤ

落ち着きがなく、じっと座っていられない

子どもに関する発達障害で、もうひとつ、「ＡＤＨＤ（注意欠陥多動性障害）」が近年よく話題になっています。いわゆる「落ち着きがない」状態になることで、じっと座っていられなかったり、ひとつのものごとに集中できず、あれこれ手を

出してはすぐ飽きたりを繰り返してしまうような状態をいいます。

このADHDについても、小麦の影響が指摘されています。

ここまで繰り返し、小麦が腸の粘膜を傷つけ、腸壁に炎症を起こすと書いてきました。それによって、子どもの体に本来必要な栄養素が吸収されにくくなるばかりか、**腸の炎症そのものが、「落ち着きがない」状態を生み出します。**

また、小さいうちに神経が傷ついてしまうと、発育過程にもトラブルが生じます。つねに脳が炎症を起こしていると、当然、脳は穏やかではいられず、多動や落ち着きがなくなるといった障害を引き起こすからです。

いま欧米では、小麦とADHDとの直接的な関連性も指摘されるようになりました。ただし、原因は小麦なのか、小麦にともなう毒素（農薬やカビ毒）なのか、明確な研究結果はまだ存在しません。

小麦を食べると集中力がなくなり、キレやすくなる

―イライラ、ストレスに対処できない―

ビジネスのパフォーマンスもガタ落ちに

小麦が子どもの頭に悪影響を与え、発達障害の誘因となることを紹介しましたが、もちろん大人、とくにストレスがたまりがちなビジネスパーソンの頭にもよくありません。

小麦を食べると脳に炎症が起き、脳が「疲労」すると、やる気が出なかったり、集中力や判断力が低下したりして、ビジネスのパフォーマンスは急激に落ちていきます。

クリニックの患者さんの中には、「脱小麦」の食生活を実践した結果、仕事のパフォーマンスを圧倒的に改善した人がたくさんいます。

「小麦を食べないと本当に体が楽なんです！」

「頭がいつも冴えていて、いい仕事のアイデアが出るようになりました」

「朝から体調がいいと、自然と仕事にもやる気が湧いてきます」


そういってよろこぶビジネスパーソンを、これまで何人も見てきました。

そんな人たちも、「小麦アレルギー」を持っているわけではないので、小麦を食べられないわけではありません。ただ、**小麦を食べなくなってはじめて、「自分は本来もっとできるんだ」と、自分のパフォーマンスの基準に気づける**のです。


そして、小麦をふたたび食べたときに、相当がんばらなければ、本来のパフォーマンスに届かないことを実感します。

小麦を食べる生活をしていると、その状態が自分の基準になるので、なかなかパフォーマンスが落ちているのに気づくことができません。

結果、「努力が足りないかもしれない」「気合が入っていないんだ」と思い込んで、さらにストレスをためる悪循環へと入ってしまう。

でも、小麦をやめるだけで、誰でも本来のパフォーマンスを取り戻せるのです。

【症状】イライラする

ストレスに対処できずにすぐキレてしまう

突然まかされた仕事、思わぬ交通渋滞、考えていなかった親の介護、子どもの反抗期……。このような「予期していなかったこと」が身に降りかかると、人は非常に強いストレスを感じます。

それこそ副腎疲労になっていれば、「予定外」「想定外」の出来事に敏感に反応し、ストレスに飲み込まれてしまう傾向が見られます。

副腎が出すコルチゾールによって、一時的にはがんばることができるかもしれない。でも、コルチゾールの分泌量が少なくなってくると、副腎はぐったり疲れてしまい、「予定外」のものごとに対処するのを避けようと行動してしまうのです。

それが顕著に現れた状態が、体のしつこいだるさや疲れやすさ。

また、予定外のストレスに対処できず、逆にイライラし、攻撃的になることも。そんなとき、体の中では、戦うためのホルモン「カテコールアミン」が過剰につくられています。

先にも書きましたが、カテコールアミンは、戦うホルモンの総称で、ドーパミン、アドレナリン、ノルアドレナリンなどが含まれるもの。そして、カテコールアミンは、腸内環境が悪くなると過剰につくられます。

さらにくわしくいうと、腸の中には「クロストリジウム菌」というバクテリアが存在し、腸内環境が悪くなってカビや悪玉菌が増えると、この菌も増殖します。そして、このクロストリジウム菌が出す物質が、カテコールアミンの分解を邪魔してしまうのです。

小麦で腸内環境が悪化すれば、副腎が疲労してストレスに対処できなくなる。カテコールアミンも過剰につくられ、すぐにイライラしてキレてしまう。

近年、「キレる老人」「クレーマー」「モンスターペアレンツ」など、さまざまな言動で問題を起こす人が増えています。もちろん、そこにはさまざまな要因があることでしょう。

しかし私は、そんな人たちはおそらく食生活が乱れており、腸内環境がかなり悪化していることも大きな原因だと思っています。

副腎疲労がひどくなると、抑うつ症状が現れる

―抑うつ症状、うつ病、慢性疲労症候群―

【症状】抑うつ症状・うつ病

やる気が出なくてなにもしたくない

強いストレスにさらされると、気持ちが沈んで「抑うつ症状」におちいる場合もあります。クリニックでも、副腎疲労を疑って来院した患者さんのなかには、すでに抗うつ薬を処方されている人もいます。

うつ病と、副腎疲労による抑うつ症状は異なるものですが、患者さんがそのちがいを意識しても大きな意味はありません。なぜなら、うつ病になると精神的なストレスを抱えるため、副腎もまた疲労してしまうからです。

逆に、**副腎疲労をなくしていけば、抑うつ症状はもとより、うつ病も改善していく可能性が高まる**といえるでしょう。

副腎疲労がひどくなると、幸せホルモンと呼ばれる「セロトニン」がつくられなくなります。セロトニンが分泌されると、心の落ち着きや安心感などが得られます。

そこで、うつ病の治療には、多くの場合「選択的セロトニン再取り込み阻害薬」という薬が使われます。

ややこしいのですが、これは体内のセロトニンを増やす薬ではありません。そうではなく、「少ないセロトニンを、もとの神経細胞に取り込ませないように阻止し、セロトニンが増加したと脳に認識させる」という薬なのです。

でも、これでは脳内のセロトニン濃度を上げているだけで、あくまで対症療法的なアプローチにすぎません。だから、脳がそれに慣れてくると、薬の量がどんどん増えていくわけです。

もちろん、うつ病の進行やタイプによって、抗うつ剤は必要なもの。ただ、経験上、薬だけで抑うつ症状やうつ病を治そうとするのは、ちょっと無理があるのでは？　と感じます。

それよりも**副腎疲労を取り除き、セロトニンを分泌できる体を「取り戻す」ことが、もっと根本的な治療になる**のではないでしょうか。

【症状】慢性疲労症候群

極度の疲労感に襲われて日常生活が困難に

しつこい疲れという意味では、「慢性疲労症候群」も、副腎疲労の症状ととても似ています。

慢性疲労症候群とは、それまで健康に元気に働いていた人が、突然原因不明の極度の疲労感や倦怠感に襲われ、意欲はあっても、日常生活を送るのが困難になる病気です。微熱や頭痛、思考力の低下、抑うつ症状などが長く続きます。

そして、この病気になる人も、ひどい副腎疲労をともなう場合がほとんどです。

これもまた薬での治療を否定するものではありませんが、やはり小麦をはじめとする食べものと、生活習慣全般を根本的に見直して、まず副腎を健康にしていくのが有効な治療になるでしょう。

それによって、慢性疲労症候群が改善する可能性は高まっていきます。

脳のトラブルも腸から治せる！

本章では、小麦が脳や神経に与える悪影響について、具体的な症状とともに紹介しました。そして、ここまでお読みいただいたみなさんには、もうおわかりのことだと思います。

すべての出発点は「腸」であり、腸に入ってくる「食べもの」。
そして、もっとも避けるべき食べものが「小麦」だということ。

たしかに小麦を使った食べものはおいしいし、やめるのを苦しく感じるかもしれません。

でも、私たちは食べるものを自ら判断し、決めることができます。

副腎疲労から生じる「腸もれ」「脳もれ」などを防ぐには、「身体的要因」に直接関係する「食べもの」を変えるのが、もっとも簡単な方法です。

そして、脳に炎症を起こさないようにするのも、**「余計なこと」をやめること**が大切なのです。

小麦をやめることは、長い目で見て、あなたの脳と命を救うでしょう。

第5章

「脱小麦」で人生が変わった！

体験談1

手足のむくみが取れて体重が20キロ減！（52歳・女性）

40代後半になったころから、体についた脂肪が気になるようになり、顔や手足のむくみに悩んでいました。**朝起きると手のむくみがひどく、足はいつもパンパンに張っていて、指にはめていた指輪がきつく感じるほど**だったのです。

とくに息子が受験をするころは、毎日お弁当や夜食をつくったりして、かなり疲労を感じていました。いま思えば、副腎《ふくじん》の疲労が進行していたのだと思います。

でも、あたりまえですが、子どもの成績は親がコントロールできません。そのため、**不安になるとついストレスから甘いパンやケーキを食べてしまい、食事もパスタなどで簡単に済ませていました。**息子より早く寝るのもなんだか悪いと思い、気づけば慢性的な睡眠不足にもなっていたのです。

ただ、あまりにむくみがひどいので医師の診断を受けたところ、小麦中心の食生活によって体内に炎症が起き、体内に水分がたまっているとのことでした。

それを治すには、大好きなパンやケーキをやめるしかありません。つらく感じましたが、きれいになった自分の体を想像して、小麦抜きの食生活をはじめました。さすがに1週目はきつかったですが、2週目は案外平気になり、顔、手、足のむくみがかなりよくなりました。**むくんでいた部位の2キロほどはすぐやせるので、手足が軽くなって快適でしたね。**

また、肩こりや頭痛も軽減され、体がどんどん楽になっていくので、「これなら続けられるかも」と思えました。結果がはっきり見えるからこそ、続ける意欲が湧いてきたのだと思います。結果的には、**約1カ月半で体がかなり楽になり、半年後には約20キロ弱もやせることができました。**

半年後、友人が後ろ姿を見て気づかなかったほど、見違えるように体調と体型が戻りました。同じ悩みを抱える方に、ぜひ脱小麦の食生活をおすすめします。

体験談2

悪玉コレステロールと中性脂肪の数値が改善（62歳・男性）

私は、もともと体力には自信があるほうでした。これまで大きな病気をしたことがなく、たとえ疲れても、たっぷり食事をして寝てしまえば、翌日はまたふつうに活動することができていたからです。

ただ、気になっていたのは健康診断の数値です。**悪玉（LDL）コレステロールの数値が160㎎/dLほどあり、中性脂肪も血中濃度が800㎎/dL**を超えるような、「要注意」とされる状態だったのです。

それでも、体はいたってふつうなので、「ラーメンが好きでお酒もよく飲むからそんなものだろう」と、どこか他人事で済ませていました。いま思うと、体の異常に向き合うのが怖くて、無意識に避けていたのかもしれません。

しかし、生活習慣病の数値が悪いことと、ときどき疲労感から家族にあたるようなこともあり、更年期を心配した妻に生活習慣病の外来をすすめられました。

そして、いざ診療を受けてみると、なんと先生から小麦を抜くことを提案されたのです。「ラーメンをやめるなんてさすがに無理」と、はっきり伝えました。私はなにより麺類が好きで、「そんなことをしたら生きている意味がない」とまでいって、押し問答をしてしまったのです。

結局は、妻の説得もあって、しぶしぶ脱小麦の食生活にトライすることになりました。すると、**小麦をやめ続けていると、まるでこれまで自分の体ではなかったと思うくらいに、体が楽になっていったのです。**そして、**悪玉（LDL）コレステロールの数値は120～130mg/dL**と標準的な値になり、**中性脂肪も120mg/dL**ほどまで下げることができました。

いまでも麺類は好きですが、以前と比べてあまりに体が楽なので、脱小麦の食生活を続けています。やっぱり、健康には替えられないですから。

体験談3

5日に1回のひどい便秘がなくなりました！（67歳・女性）

私は更年期を経て、もともとあった便秘がさらに悪化するようになりました。**2、3日に1回お通じがあるような便秘から、5日に1回しかお通じがない状態に悪化**し、いつもお腹が張って苦しい思いをしていました。

でも、病院に行っても、「もっと運動をして」「食物繊維をもっと食べて」といわれるだけ。がんばってわかめやこんにゃくなどを食べても、余計にお腹が張って気持ち悪くなっていました。膝の関節痛もあって、運動もろくにできません。

結局は、いつも下剤で強制的に便を出すことになり、その下剤も2錠、3錠と増えていく始末。逆に、下剤によって水のような便になることもあり、次は痛み止めを飲んで……という、終わりのないような苦しみにおちいっていたのです。

そんなとき、探して訪ねた副腎疲労外来の先生に、「食事を根本的に変えて、まず腸内環境をよくしましょう」と伝えられ、脱小麦の食事法に取り組みました。

それまでは甘いパンが大好きでしたが、おそらく更年期をすぎたことで、血糖値がすぐ上がるような食べものばかりを求めていたのだと思います。

でも、**食事から小麦を抜いてしばらく続けていると、だんだんお腹が動くような感触が現れ、約1カ月半で、ほぼ1～2日に1回はお通じがある状態にまで回復する**ことができました。あのひどい便秘の原因は、なんと小麦だったのです！

便秘が解消すると、漠然としたネガティブ思考もなくなった気がしています。

それまでは、ものごとを後ろ向きにとらえて、不安になりやすかった私ですが、**いまではたいていのことは「なんとかなるわよ」と、前向きに考えられるようになりました。きっと腸の炎症がすっきり取れて、思考も変化したのだと思います。**

いまの食事を変えるだけで、便秘はかなり改善します。体の解毒にとって便通はとても大切なので、多くの方に小麦なしの食事をしていただきたい気持ちです。

体験談4 止まらなかった咳が治って気持ちも前向きに（56歳・女性）

私は長く看護師として働いていますが、**40代半ばをすぎたころから体がすぐに疲れるようになり、よく微熱が出たり、風邪をひくと咳がいつまでも止まらなくなったりする状態**が続いていました。

当初はアレルギーを疑って呼吸器科を受診し、ステロイド剤の吸入をしていましたが、まったく改善しません。咳は2〜3カ月続いてようやく治まるものの、原因はわからないまま。そして、風邪をひくとまたぶり返すという状態でした。

疲れを取るために、外来に職場を変えて夜勤をやめても、**全身のしつこい疲れ**が抜けません。仕事にはやりがいがあったので、このままではいけないと思い、副腎疲労の外来に通うようになりました。すると、意外なことに、診療によって小麦に偏った食生活が原因であることがわかったのです。

実は、医療従事者には小麦を食べる人がたくさんいます。なぜなら、理由は単純で「簡単に食べられる」から。つねに忙しいのと、夜勤で眠気を防ぐ意味もあって、お菓子などを頻繁に口にしているのです。**甘いものを食べると血糖値が上がり、気分がよくなります。かくいう私も、朝と昼はパン、夜はパスタと、簡単に済ませる食生活を続けていました。**

そこで、先生と相談して、**食事から小麦と乳製品を抜きはじめたところ、あれほど止まらなかった咳が2週間ほどで出なくなった**のです。そして、その後も脱小麦の食生活を続けるうちに、気づけばまったく出なくなっていました。

それだけでも大きな変化ですが、うれしいことに、**新しいものごとに取り組む意欲も生まれた**ようです。長年体にたまった疲れが取れて、これまでできなかった後輩に対する指導も集中してできるようになり、張り合いがでてきました。

いまは看護学校で講師もしながら、充実した毎日を過ごせています。

体験談5 しつこい倦怠感がなくなって体力が回復！（53歳・男性）

私は50代になったころから、原因不明の疲れと、しつこい全身の倦怠感に悩まされていました。

とくに朝起きるのがつらく、いつも出社ギリギリまでぐったりと寝込み、その後なにも食べずにあわてて電車に乗り込む毎日。朝食は会社近くのコンビニで、砂糖が入ったコーヒーと、いま思えば小麦たっぷりのプロテインバーを食べていました。甘いものを食べると力が出るし、気分もよくなるからです。

そうしてなんとか午前中を乗り切ったら、昼はラーメンやうどんを食べ、夕方にエナジードリンクを飲むような食生活を続けていました。気づけば、**健康診断で高脂血症と診断され、糖尿病の予備軍のような状態**になっていたのです。

でも、食生活の改善と運動をすすめられても、休日はとても運動をする気力などありません。また、夜中に目覚めてトイレに行くようになり、睡眠の質も悪くなりました。あとで知ったのですが、腸内にカビ毒が増える食生活をしていると、抗利尿ホルモンの作用が阻害されて、真夜中に目覚めやすくなるのです。

やがて、**あまりにひどい倦怠感を感じるようになった私は、ちょっとしたことでイライラするようになり、**さすがに様子がおかしいと思った妻に連れられるかたちで、副腎疲労外来に通いました。

まず、3食から小麦を完全に抜いて、昼も妻がつくる和風の弁当に切り替えました。すると、それだけで**軟便気味だった便通がよくなり、お腹がぽこっと張ることがなくなった**のです。同時に、体がとても軽くなり、休日は妻と一緒に買い物に行けるほど体力が回復していきました。

根気強く脱小麦の食生活を続け、最終的には約半年で、ひどかった倦怠感も完全になくなりました。家族との関係もよくなり、妻ともどもよろこんでいます。

体験談6

ひどいアレルギーがなくなり肌がつるつるに！（47歳・女性）

私はむかしから**アレルギー症状がひどく、全身にアトピー性皮膚炎があるほか、季節性の喘息もあって、吸入器が手放せない状態**で長年過ごしていました。

しかも、当時は幼稚園児だった子どもふたりが、いつも家の中で暴れている状態。家中にほこりや汚れがたまり、それに反応した手はいつも荒れていました。

でも、「いつものアトピーだろう」とあきらめていたある日、立て続けに「蜂《ほう》窩織炎《かしきえん》」を2度も起こしてしまったのです。

蜂窩織炎は、表皮の雑菌が皮膚の中に入って炎症を起こす病気です。あるときは、表皮が赤く腫れ上がり、動かすとすぐにあちこちの関節が切れてしまうような状態になって、入院したほどでした。

そんな状態のまま過ごしていくのにほとほと疲れ果てた私は、藁にもすがる思いで治療法を探し、最後に副腎疲労外来にたどり着きました。そこで、根本的な食事からの改善を提案され、脱小麦の食生活をはじめることになったのです。

すると、驚いたことに、**小麦を抜いただけで少しずつアレルギー症状がおさまっていきました。そして、約1年かかりましたが、最終的に全身のあらゆる部位に巻いたテープがすべて取れて、つるつるの肌に戻ることができたのです。**

季節の変わり目に出ていた喘息も、「そういえば今年はなかったな」と、あとになって気づくほど。それもこれも、私がやったのは**「食事から小麦を抜いて和食に戻しただけ」**です。

ほかにもうれしいことがありました。同じ小麦なしの食事をしていたことで、**子どもの便秘が治り、いつも騒々しかった状態に落ち着きが出てきた**ことです。

家族が健康になったいまは、親が与えていた食事がすべての原因だったんだなと、しみじみ反省しています。

体験談7

カチカチだった肩と背中のこりがなくなった！（38歳・女性）

仕事でパソコンをよく使うせいか、私は30代後半のころから、ひどい肩こりに悩まされていました。椅子をかえたり、パソコンの配置をかえたりと工夫しても一向に治る気配がなく、年とともにますますひどくなっていたのです。

肩をほぐすためにマッサージへ行けば、**肩だけでなく「背中までカチカチに凝っていますね」といわれる始末……**。結局、マッサージの最中は気持ちがよくても、帰宅すると、すぐに肩こりが現れるような状態でした。

こんな状態では仕事にならないし、つねにマッサージをしていなければなりません。それは困ると思った私は、思いきって医師に相談することにしました。

すると、意外なことに、食事の中の小麦の割合が多いせいかもしれないといわれ、これには驚きましたね。てっきりパソコンのせいだと思っていたのに、まさか肩こりに食事が関係しているなんて……。

聞くと、**小麦を食べすぎると腸内にカンジダなどのカビが増え、やがて体内に炎症を引き起こし、炎症した部位の筋肉が緊張しやすくなる**とのこと。さらに、炎症と戦うために「カテコールアミン」というホルモンが過剰につくられて、交感神経が優位になって、筋肉自体も硬くなるようでした。

そこで、なかば疑いながらも食事から小麦を抜くと、**あれほどほぐしても治らなかった肩こりが日に日に楽になっていった**のです。おそらく腸内の炎症が治まったことでカテコールアミンが減り、筋肉のこりがなくなっていったのでしょう。

また、お腹の調子がよくなると、体を動かすエネルギーが湧いてきて、それによっても筋肉のこりが取れていったようです。

一時期は肩が痛くて、運動どころかストレッチもできなかった私が、いまではスポーツジムに入会し、パワーヨガを楽しむ毎日を送っています。

体験談8

重い生理不順がなくなり、家庭も良好に！（46歳・女性）

更年期になるには年齢的に早いと思っていたのですが、**40歳を超えたころから生理痛がひどくなり、生理の周期もかなり乱れているのが気になっていました。**

たとえば、50日周期が数カ月続いたかと思えば、次は2、3週間で生理が来て、また50日周期に戻るという具合。もちろん婦人科には通院しましたが、生理はあるし、卵巣も子宮も良好だったので、なにか特別な治療をするような状態ではありませんでした。

ただ、気になっていたのは、私の母もかつて更年期の症状がひどく、うつ病になって何年も寝込んだのを見ていたことでした。当時の母と年齢が近づいてきたと思うと怖くなり、生理不順によって毎日イライラすることも増えていたので、「なんとかしなければ」と思い、副腎疲労の専門医に相談したのです。

すると、自分ではまったく意識していませんでしたが、実は小麦だらけの食生活が原因になっているとのことでした。

家族にはふつうの食事をつくっていましたが、年齢とともに体重が気になり、しっかり肉やご飯を食べていなかったのです。いま思えば、**カロリーだけを気にする食生活で、にもかかわらず、パンやお菓子は食べると幸せな気分になってやめられず、それでお腹を満たしていたのです。**

そこで、先生の指導を受けて**食事から小麦を抜き、家族と同じ食事に変えてしっかり食べるようにしたところ、生理不順が3～4週間周期で戻ってきました。**

それだけでも驚きですが、イライラして主人や子どもにあたることも減っていき、家族みんなが少しずつ幸せになっていったように思えます。

「小麦を抜くだけでここまで変わるのか」というのが正直な気持ち。

いまは本当に感謝の気持ちしかありません。

体験談9

子どもをあきらめていたのに妊娠できました（38歳・女性）

私が脱小麦の食生活をはじめたきっかけは、以前からのひどいアトピー性皮膚炎をなんとか治したい気持ちからでした。

また、実は心のどこかで「いつか子どもが欲しい」と思っていたのですが、**そもそもアトピー性皮膚炎でいつもイライラしているし、自分の体だけで精いっぱいで、母親として立派に子育てをしている自分なんてまったく想像できません。**

親と子は体質が似るといいますから、自分の苦しい状態が子どもに受け継がれる可能性があると思うと、積極的に妊娠を考える気も失せていきました。

でも、とにかくアトピー性皮膚炎はなんとかしたいと思い、さまざまな治療を経たのち、副腎疲労外来にたどり着きました。そして、**腸内の炎症を取り除くこ**

とが根本的な治療になるとアドバイスされ、脱小麦の食生活を実践しはじめたのです。最初は好きなパンをやめるのが大変でしたが……、驚いたことに長年苦しめられたアトピー性皮膚炎が、まるでうそのようによくなっていったのです。

そして、**目の前の苦痛が取り除かれるごとに、少しずつ気持ちも前向きになり、次第に将来に希望が持てるようになっていきました。**子どもはあきらめていましたが、「なんとかなるかもしれない」と思うようになり、やがて「欲しい」という確かな気持ちになれたのです。その後、無事に出産することができました。

もちろんこれは、副腎疲労とアトピー性皮膚炎が改善し、妊娠に耐えられる健康な体になったことが大きな理由です。ただ、自分としては、子どもと一緒にがんばっていけるイメージを持てるようになったことがいちばん大きかった。

先生にはお世話になりましたが、体調をよくするのは、やはり患者の気持ちが大切です。**脱小麦の食生活をとおして、「自分の体は自分で守ろう」と前向きになれた**ことが、大きな助けになったのだと思っています。

体験談10

ぼーっとする頭の霧が晴れて毎日が楽に！（55歳・男性）

私は、**50代になったころから全身に倦怠感を感じるようになり、会社でもなんとなくぼーっとして過ごす時間が増えていました。**

慣れている仕事なら、勢いで片づけるエネルギーはあったのですが、新しいプロジェクトや、予定外の仕事が発生すると途端に頭が回らなくなる。多忙ななかで、**うまく優先順位を考えることができなくなり、まるで思考停止してしまったかのように頭がぼーっとして、なにをやるのも面倒**になっていたのです。

そうなると仕事の質が落ちるため、時間でカバーするような働き方になっていきました。夕食の時間が遅れ、夕食前の中途半端な時間に甘いパンやクッキーをつまんだりして、食生活もかなり乱れていました。

「このままで自分はやっていけるだろうか……？」

そう思った私は心配になって、いろいろと調べるなかで、原因不明の倦怠感を治すために副腎疲労外来に通いはじめました。

すると、それまでてっきり脳の問題だと思っていたのですが、根本的な原因は乱れた食生活にあったことがわかったのです。**手っ取り早くエネルギーを得られる小麦中心の食事と、食事時間の乱れによって腸内環境が劣悪な状態になり、副腎疲労とともに、悪影響が脳にまで達していた**のでしょう。

怖くなった私は、とにかく脱小麦の食生活を決心し、実行しました。すると、**3週間を超えたあたりから体がとても楽になり、まるで霧がかかったようにぼんやりしていた頭がスッキリしてきた**のです。

それまでの私は、「面倒くさい」が口癖。でも、いまでは仕事の段取りが格段によくなって生産性が上がり、毎日とても楽に、エネルギッシュに働いています。

多くのビジネスパーソンに、脱小麦の食事をすすめたいと思います。

体験談11

もの忘れがなくなり、認知症が改善しました（81歳・女性）

親が80代にもなると、認知症が心配になるものです。

私の母も、年を取るごとに記憶が衰えてきたようで、会話も「あのさ、あなたあれが……、なんだったっけ、あれ……」というように**指示語が多くなって会話が続かないことが増え**、軽度の認知症ではないかと疑っていました。

もちろん、ＭＲＩ検査などもしたのですが、脳に異常はなく、年相応な状態とのことでした。でも、**あきらかにもの忘れは増えているし、意識して単語を繰り返せば覚えられるものの、友人をはじめ人名はどんどん忘れていく状態**でした。

また、もうひとつ気になっていたのは、社交的だった母が出不精になったことでした。いろいろなことがおっくうなようで、朝こたつに入っている姿を見かけたと思えば、帰宅してても同じ姿でこたつに座っていて、たいした食事もしていない様子。「このままだと脳の刺激が少なくなって、本当に認知症になるかも……」と焦った私は、なかば強引に母を連れてクリニックへ相談に行ったのです。

すると、医師は母の食生活が乱れていることや、便秘がひどいことに注目し、食事から小麦を完全に抜くことを提案されました。母は**毎日簡単に済ませられる食パンばかりを食べていて、バランスのいい食事ができていなかった**のです。

脱小麦の食生活をはじめると、すぐに腸の状態がよくなり、まず便秘が治っていきました。

そして、続けるうちに、**会話のなかの指示語が減っていき、「思い出したい言葉が出てくるようになったわ」と笑顔でいうではありませんか。**

体も楽になったようで、自信がついたのか、いまでは地域の社交ダンスの集まりに参加するまでに復調しました。以前のような活発な母の姿を目にして、「いつまでもこのまま元気でいてほしい」と願う毎日です。

体験談12

息子の多動がなくなり成績が上がった！（45歳・女性）

息子は小学生のころに多動性障害があり、いつも落ち着きがないので、思春期を前に、「これからの大切な時期に大丈夫だろうか……」と悩んでいました。

中学受験を考えていましたが、成績もなかなか伸びません。**いつもまわりを気にしてそわそわし、「どうしてそこで?」というケアレスミスを繰り返していました。**あげくの果てに、塾をやめさせられるまでにいたったのです。

学習障害はなかったものの、さすがに多動の症状が心配になり、医師に相談に行きました。すると、ふだんの食事に原因がある可能性を指摘されたのです。

それまでは、**エネルギー補充に塾の前に菓子パンを食べさせたり、夜食にチョコ菓子などを与えたりしていました。**「甘いものを食べると力が出る」と聞かされていましたが、いま思えば、そのあと息子はだるそうにしていたように思います。

そこで、医師の**「小麦を抜くだけで頭はすっきりする」**との言葉を信じ、おやつと夜食をおにぎりに変えました。すると、最初の1週間は文句をいっていた息子が、2週目以降は体が楽なのか、パンや菓子を食べなくなったのです。

おにぎりのほうが胃にもたれ、脳に血流が行きすぎるイメージがありましたが、しっかり咀嚼しなければならないので、血糖値の上がり方がゆるやかになります。具を工夫するとタンパク質などの栄養も摂れるので、頭や体にとてもいいのです。

結果、**食事から小麦を抜いただけで頭がすっきりしたようで、成績が上がりはじめました。**そして、ケアレスミスもなくなり、最終的には志望する中学に無事合格できたのです！

子どもの成績が上がらないのは、もしかしたら食事など、意外なところで親が影響を与えているかもしれません。受験生を抱える多くの親御さんに、このことをぜひ知っていただきたいなと思っています。

体験談13

子どもの発達障害が約1年で治りました（42歳・女性）

私の息子は、まだ幼いころに発達障害の診断を受けました。

3歳になっても言葉がほとんど出てこなかったのと、夜もあまり寝つけない状態が続き、保健所の診断で「将来、言葉をうまく話せない可能性があるかもしれない」といわれたのです。

ショックでした……。そこで、なんとかならないかと思い、子どもの発達障害を診ていただける医師のもとに相談に行きました。そこでいわれたことは、私にとってはまさに寝耳に水。**発達障害の原因は、「偏食」にある**というのですから。

そのころ、私の家ではパンや乳製品などに偏った食生活をしていました。食事の準備が楽なうえ、そもそもパンや乳製品が体に悪いなんて考えてもみなかったからです。しかし、先生から「このままでは治りようがないのでとにかく小麦を抜きましょう」といわれ、その日から脱小麦の食生活をはじめました。

するとあの日のことはいまでも忘れませんが、**小麦をやめた翌日、息子が突然「ママ」とはっきり私に話しかけたのです。**

そして、**小麦と牛乳をやめてから1年後には、発達障害とはわからない状態にまで回復することができました。**たまたま小麦に対する反応が強い子だったのかもしれませんが、あきらかに小麦の摂取量が多かったので、過剰な量の小麦が脳の炎症を引き起こしていたのだと思います。

いまでも毎年、小麦と牛乳は摂取できない旨の書類を学校に提出していますが、それ以外はとくになにもしていません。まわりにも発達障害と診断されたことが知られていない、いわばふつうと変わらない状態になりました。

親としてかつての食生活を反省しつつ、子どもが毎日健康に過ごせていることに心から感謝しています。

おわりに

食べ物が変わると人生が変わる

私の家族も原因不明の症状に苦しんだ

本書では、小麦がいかに体に重大な悪影響をおよぼすのか、そのメカニズムをわかりやすく説明しながら、「脱小麦」の食生活こそが最強の健康法であることを、臨床例とともに紹介しました。

みなさんが長年感じていた原因不明の不快な症状が、実は小麦が原因だったということがおわかりになったと思います。

この「脱小麦」の食生活は、私たち夫婦の実体験から生まれました。

私たちが小麦をやめたきっかけは、当時、大学病院の医師をしていた夫の体調がひどく悪化してしまったからでした。

夫は子どものころからアレルギー体質で、鼻炎がひどく喘息もあったので、近所の病院でときどき点滴をするような状況ですごしていました。

とくにアレルギー性鼻炎がひどく、学生時代などは、花粉の時期になるとそれこそ1日でティッシュペーパーひと箱を使い切るような状態だったといいます。

通年性のアレルギー性鼻炎のため、ハウスダストにも反応し、一年をとおして鼻水が出て、目もかゆくなるなど、いろいろな症状に苦しんでいたのです。

また、アトピー性皮膚炎もひどく、つい首まわりをかいてしまって、朝目覚めると枕やシーツが血だらけになっていることも。シャツの首まわりもすぐに汚れるような状態でしたが、夫にとっては、子どものころから続く症状のため、**「アレルギー体質だから仕方ないのだろう」と半ばあきらめていたのです。**

さらに、それとは別に、研修医や大学院の研究と多忙な生活を続けるなかで、**「副腎疲労（アドレナル・ファティーグ）」**の状態になっていきます。

そうして、慢性的にしつこい疲れや激しい倦怠感に襲われながらも、仕事を続けていたある日、ついにベッドから起き上がることすらできないほど、体調を崩してしまったのです。精神的なストレスからうつ症状も現れ、抗うつ剤を投与しても改善しない、手の打ちようがない状態に追い込まれてしまいました。

夫のひどい症状は、夫が長年にわたって食べていたもの——つまり、本書のテーマである「小麦」が影響をおよぼしていたと、のちにわかります。

そして、第1章でくわしく紹介した「副腎疲労」の治療をするなかで、食事の大切さをあらためて認識し、栄養学についても学んだことで、「小麦をやめる」ことが心身の状態を根本的によくしていくと確信するようになりました。

現在の夫は、体調はもとより、皮膚も、アトピー性皮膚炎と呼ばれるような状態ではないところまで回復しました。

そんな夫がやったのは、基本的に**小麦をやめただけ**です。

いまでは疲れを体にためることがまったくなくなり、仕事がない日は朝4時に起きて、朝食前にゴルフの打ちっぱなしでひと汗かいて帰ってくるほどです。

小麦をやめるまでは、毎日が気だるくしんどくて、なにをするにもおっくうに感じていた夫が、いまでは小麦を抜いただけでとても調子がよくなり、生きていて楽しそうに見えます。なにかピンチがあっても、「なんとかなる！」というようになりました。

そんな夫の姿を見て、私はいま確信しています。

食べものが変わると、性格が変わり、人生が変わる。

私たちの家族の過去には、小麦が大きく悪影響をおよぼしていました。

そして、その事実を知って素直に向き合ったときから、家族の現在と未来がよりよきものへと変わっていったのです。

読者のみなさん一人ひとりの健康と、ご家族の現在と未来もまた、よりよきものへと変わっていくことを心より願っています。

本間良子

資料文献(グルテンフリーに関する主な論文を紹介します)

グルテンフリーによる抗炎症作用、インスリン抵抗性の改善、減量効果

J Nutr Biochem 2013 Jun; 24(6):1105-11
Gluten-free diet reduces adiposity, inflammation and insulin resistance associated with the induction of PPAR-alpha and PPAR-gamma expression

グルテンフリー・カゼインフリーによる自閉症スコアの改善

Nutr Neurosci 2010 Apr;13(2): 87-100
The ScanBrit randomised, controlled, single-blind study of a gluten- and casein-free dietary intervention for children with autism spectrum disorders

グルテン関連する疾患のカテゴリー　グリアジンのアミノ酸配列

BMC Med. 2012; 10: 13
Spectrum of gluten-related disorders: consensus on new nomenclature and classification

非セリアックのグルテンに関連する疾患

Nutrients. 2013 Oct; 5(10): 3839-3853
Non-Celiac Gluten Sensitivity: The New Frontier of Gluten Related Disorders

グルテン不耐症の症状など

BMC Med. 2014; 12: 85
An Italian prospective multicenter survey on patients suspected of having non-celiac gluten sensitivity

グルテンフリーによる免疫反応

BMC Gastroenterol. 2014; 14: 26
Effect of gluten free diet on immune response to gliadin in patients with non-celiac gluten sensitivity

グルテン関連疾患の分類およびグルテン不耐症に関する臨床症状など

Clin Nutr 2015 Apr; 34(2):189-194
Non coeliac gluten sensitivity - A new disease with gluten intolerance
Grażyna Czaja-Bulsa

消化器症状、過敏性腸症候群とグルテン不耐症

Clin Exp Gastroenterol. 2014
US perspective on gluten-related diseases

アルツハイマー型認知症とグルテン不耐症

J Alzheimers Dis Rep. 2019
Diet Associated with Inflammation and Alzheimer's Disease

グルテン不耐症の症状、自己免疫疾患などの関連性

World J Gastroenterol. 2018 Apr 14; 24(14): 1521-1530
Extra-intestinal manifestations of non-celiac gluten sensitivity: An expanding paradigm

長生きしたけりゃ小麦は食べるな

発行日　2020 年 11 月 2 日　第 1 刷
発行日　2021 年 9 月 27 日　第 3 刷

著者　　本間良子

本書プロジェクトチーム
編集担当　小林英史
編集協力　岩川悟（合同会社スリップストリーム）、辻本圭介
装丁　井上新八
本文デザイン　菊池崇＋櫻井淳志（ドットスタジオ）
イラスト　植本勇
校正　植嶋朝子

営業統括　丸山敏生
営業推進　増尾友裕、綱脇愛、大原桂子、桐山敦子、矢部愛、寺内未来子
販売促進　池田孝一郎、石井耕平、熊切絵理、菊山清佳、吉村寿美子、矢橋寛子、遠藤真知子、森田真紀、高垣知子、氏家和佳子
プロモーション　山田美恵、藤野茉友、林屋成一郎

編集　柿内尚文、舘瑞恵、栗田亘、村上芳子、大住兼正、菊地貴広
講演・マネジメント事業　斎藤和佳、志水公美
メディア開発　池田剛、中山景、中村悟志、長野太介、多湖元毅
管理部　八木宏之、早坂裕子、生越こずえ、名児耶美咲、金井昭彦
マネジメント　坂下毅
発行人　高橋克佳

発行所　株式会社アスコム

〒105-0003
東京都港区西新橋 2-23-1　3 東洋海事ビル
編集部　TEL：03-5425-6627
営業局　TEL：03-5425-6626　FAX：03-5425-6770

印刷・製本　中央精版印刷株式会社

Printed in Japan ISBN 978-4-7762-1106-8